エビデンスと
経験に基づく
プラクティス

ERの創傷

(「ERマガジン」第7巻第3号保存版)

【編集】
茅ヶ崎徳洲会総合病院 救急総合診療部
北原　浩

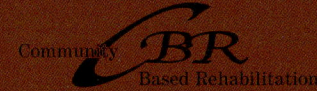

序　文

　　20年以上前，横須賀海軍基地の米軍病院でインターンをしていたある日，5日前に額の創を縫合された白人の男の子が傷口をむき出しにしたままニッコリしてお母さんとERに再診に来たことがありました．当時の本邦では消毒のうえ，創をガーゼで被覆するのが普通だったため，たくましさとともに違和感を感じたのをよく覚えています．

　　同じく研修医時代，自分が救急外来で前腕の創の縫合処置を行った患者さんの件で後日外科外来から電話で呼び出しを受けました．急いで駆けつけたところ，創から取り出した10 cm×5 mm位のガラス片を持ちながら私を睨みつける外科スタッフの視線に体が凍りついた経験は忘れられません．

　　創の処置に関しては皆さんもさまざまな思い出があるかと思います．不思議なことに，うまく治癒したケースは忘れても，トラブルに至ったケースは何年経っても記憶から消えないものです．

　　創処置はERで最もありふれた手技である一方，これほどさまざまな流儀・習慣がまかり通っている医療行為はないと思います．多くの医師は，研修施設での経験や慣習に基づいて最も一般的だと「信ずる方法」を実践しているというのが事実のようです．創処置は古くから存在する技術にもかかわらず，近年では特別な場合を除き，生命予後に関わることが少ないためか，大規模な臨床研究も少なく，エビデンスの蓄積もそれほど多くないという事実とも関係があるのかもしれません．

　　歴史的にみると創処置は感染との闘いだったと言えます．19世紀半ばまでは，小さな創がもとで重大な感染症を併発したり，破傷風で亡くなる人々も少なくなく，開放骨折などはまさに命とりで，機能的・整容的問題よりいかに命を救うかという点が医師の最大の関心事でした．西洋では銃火器が出現した16世紀以降は戦争のたびに複雑外傷を取り扱う必要性が増し，それを担う医師（床屋外科医）たちの経験が豊富に蓄積されました．しかし，創処置が科学的理論のもとに進展したのは19世紀後半のパスツールおよびコッホの研究，およびその臨床応用ともいえるリスターの防腐法に始まる無菌法が考案された以降のことです．それまで経験的に行われてきた創処置に対して学問的立場から見直しが行われ，さらに抗生物質の発見，さらに戦場での実践経験を通じて創処置は近代医療の技術として確立してきました．

　　現在，通常の創が生命予後に影響することは少なくなりましたが，動脈硬化，糖尿病や慢性疾患を有するハイリスク高齢者は増え，昔とは違った視点が必要となりました．例えば，創はただ治ればよいというだけでなく，整容面・機能面への配慮，医療コスト，あるいは職場復帰に関わる治療期間などの時間的・経済的コストも重視されるようになっています．昔ならば創の治療は痛いのが当たり前，「赤チン」「ヨーチン」を塗られて痛い思いをしながら怪我の怖さを学べと教えられたものですが，今では小児だけではなく，年長者においても除痛は当然の医学的要求とされます．また，異物の残存や腱断裂の見逃しなど機能予後に影響を及ぼす事態にでもなれば病院−患者間トラブルや医療訴訟の対象になることもあり，初療医であるER医師の責任は相変わらず重大です．

「私は処置し，神が治癒し給うた」．16世紀のフランスで一介の床屋外科医から最後に宮廷外科医となって近代外科の父とまで称されたアンブロワーズ・パレの有名な言葉ですが，創傷治癒の理論が確立している現代においても名言です．現在ではさまざまな被覆材や縫合糸などが出回っているため，若い先生方の中には創傷処置は複雑に感じる人がいるかもしれません．しかし創の取扱いは文化や習慣によるところが今でも強く，新しい技術や資材が導入されても，医学の長い歴史の中で蓄積された原理・原則を参考にして，いかに創治癒の仕組みを理解してそれを妨げることなく治癒を促すか，という視点が重要であることを理解していただきたいと思います．

　今回，シービーアールの三輪社長より『ERマガジン』の特集記事が，多くの先生方から好評を得ているとのうれしい連絡とともに保存版出版のお話をいただきました．これを機会に内容を加筆・追加し，よりわかりやすい形で再出版させていただくことになりました．

　この本はすべての創処置を網羅するものではありませんが，創処置を行う機会が多い若いドクターはもちろんのこと，指導的な立場にある方にとっても有用であると思われますので幅広くご活用いただければと存じます．

　本書の企画に際しては『ERマガジン』特集作成の段階より三輪敏社長，保存版出版にあたっては編集部 長沢慎吾様から適切なアドバイスをいただきました．皆様に心より御礼申し上げます．

2012年8月吉日

茅ヶ崎徳洲会総合病院　救急総合診療部
北原　浩

執筆者一覧 (50音順)

阿 南 英 明　（藤沢市民病院　救命救急センター）

市 川 元 啓　（名古屋掖済会病院　救命救急センター）

内 田 祐 司　（茅ヶ崎徳洲会総合病院　救急総合診療部）

梅 澤 耕 学　（湘南鎌倉総合病院　救急総合診療科）

太 田 孝 志　（湘南鎌倉総合病院　救急総合診療科）

北 原　　浩　（茅ヶ崎徳洲会総合病院　救急総合診療部）

小 池 智 之　（藤沢市民病院　救命救急センター）

隅 田 靖 之　（京都府立与謝の海病院　救急科）

田 口 瑞 希　（茅ヶ崎徳洲会総合病院　救急総合診療部）

谷 川 徹 也　（湘南鎌倉総合病院　救急総合診療科）

日比野壮功　（横須賀市立うわまち病院　救急総合診療部）

本 多 英 喜　（横須賀市立うわまち病院　救急総合診療部）

宮 森 大 輔　（京都府立医科大学　救急医療部）

村 尾 良 治　（茅ヶ崎徳洲会総合病院　救急総合診療部）

山 上　　浩　（湘南鎌倉総合病院　救急総合診療科）

若井慎二郎　（茅ヶ崎徳洲会総合病院　救急総合診療部）

エビデンスと経験に基づくプラクティス

編集 北原 浩

序文 ……………………………………………………………………………………………… iii
　　　　　　　　　　北原　浩　茅ヶ崎徳洲会総合病院　救急総合診療部

執筆者一覧 ………………………………………………………………………………………… v

1. 創処置を始める前に
   全身から局所へ・創傷処置総論 ………………………………………………………… 1
   　　　　　　　　　　内田祐司　茅ヶ崎徳洲会総合病院　救急総合診療部

2. 局所麻酔と鎮静処置 …………………………………………………………………… 9
   　　　　　　　　　　田口瑞希　茅ヶ崎徳洲会総合病院　救急総合診療部

3. 創の評価と記録
   重要組織損傷の評価と記録の重要性 …………………………………………………… 21
   　　　　　　　　　　梅澤耕学　湘南鎌倉総合病院　救急総合診療科

4. 縫合前処置
   正しい洗浄法と術野確保など …………………………………………………………… 29
   　　　　　　　　　　太田孝志　湘南鎌倉総合病院　救急総合診療科

5. デブリードマンの適応と方法 ………………………………………………………… 34
   　　　　　　　　　　田口瑞希　茅ヶ崎徳洲会総合病院　救急総合診療部

6. 縫合法　その1：使用機材について
   角針と丸針、縫合糸、持針器、鑷子、二双鉤 ………………………………………… 37
   　　　　　　　　　　隅田靖之　京都府立与謝の海病院　救急科

7. 縫合法　その2
   単結節、垂直・水平マットレス、二層縫合など各種縫合法の解説と使い分け ……… 48
   　　　　　　　　　　谷川徹也　湘南鎌倉総合病院　救急総合診療科

8. 縫合法　その3：複雑な創の縫合
   弁状創、挫滅創、表皮剥離 ……………………………………………………………… 55
   　　　　　　　　　　宮森大輔　京都府立医科大学　救急医療部

CONTENTS

9. 特殊な創閉鎖法 61
傷は針糸だけで閉じるもの？
山上　浩　　湘南鎌倉総合病院　救急総合診療科

10. 汚染創への対応 70
Delayed primary closure は本当に必要か
若井慎二郎　　茅ヶ崎徳洲会総合病院　救急総合診療部

11. 特別な部位の縫合 76
専門医への依頼をする前に
若井慎二郎　　茅ヶ崎徳洲会総合病院　救急総合診療部

12. 特殊な創と専門医への紹介 85
村尾良治　　茅ヶ崎徳洲会総合病院　救急総合診療部

13. ドレーン留置 97
軟部組織損傷・病変に対するドレナージについて
村尾良治　　茅ヶ崎徳洲会総合病院　救急総合診療部

14. 縫合後の処置とさまざまな被覆材の使用法 102
いろいろあるけれど、どれを使ったらいいんでしょう？
市川元啓　　名古屋掖済会病院　救命救急センター

15. 処置後の薬物投与 108
阿南英明　　藤沢市民病院　救命救急センター

16. 処置後の指導と合併症 114
きれいな創痕にするためのフォローも重要
小池智之　　藤沢市民病院　救命救急センター

17. 熱傷の局所処置 119
ER 診療での対応ポイントは単純化と創意工夫
本多英喜　　横須賀市立うわまち病院　救急総合診療部

18. 創傷処置にまつわる ER でのトラブル 133
人の振り見て我が振り直せ！トラブル症例集
北原　浩　　茅ヶ崎徳洲会総合病院　救急総合診療部

19. 創傷治癒のメカニズム 143
古くて新しい基本理論を理解する
日比野壮功　　横須賀市立うわまち病院　救急総合診療部
本多英喜　　横須賀市立うわまち病院　救急総合診療部

1 創処置を始める前に
全身から局所へ・創傷処置総論

内田 祐司　*Yuji Uchida*　茅ヶ崎徳洲会総合病院　救急総合診療部

Key Note

- 受傷機転を詳細に明らかにしよう．
- 確実に止血しよう．
- 神経・血管・腱損傷の有無を明らかにし機能障害の有無について記録しよう．
- 感染と異物の可能性について十分に評価しよう．
- 適切なフォローアップ計画を立てよう．

はじめに

「子どもが額を切って出血している」，「包丁で指を切ってしまった」，「祖母が転倒して足をすりむいてしまった」など，救急室にはすべての年齢層で，全身のありとあらゆる箇所に，多種多様な創傷を負った患者さんが受診されます．単純な閉創で済むものから複雑で手術室での修復を必要とするものまで，きわめて幅広い症例に対応する必要があります．本稿では，こういった救急室における創傷処置に必要な事項について，処置を始める前の注意点などについて総論的な立場から概説します．

患者さんへの安全と不安への配慮

最初に患者さんと対面し，挨拶を済ませたら，患者さんにはベッドやストレッチャーに横になっていただくのがよいでしょう（図1）．座位のまま創傷の評価や処置を行うと，痛みや失血，あるいは処置に対する恐れから迷走神経反射を起こし，失神して転倒するおそれがあります．「キズに注射をします」「キズを水でゴシゴシ洗います」なんて聞かされたら恐怖のあまり卒倒する方がいるかもしれませんよね．そうならないためにも，必ず患者さんの安全を確保したうえで評価を始めましょう．

ERの創傷

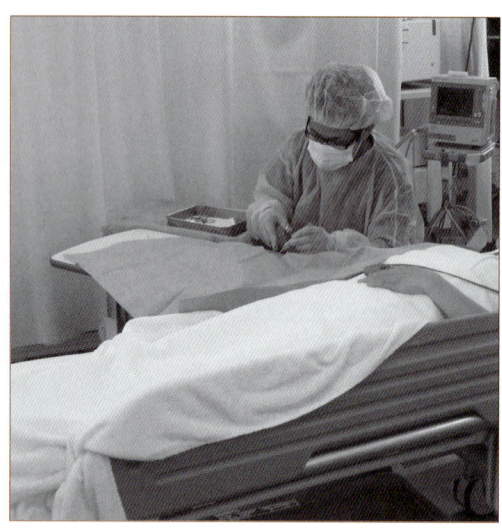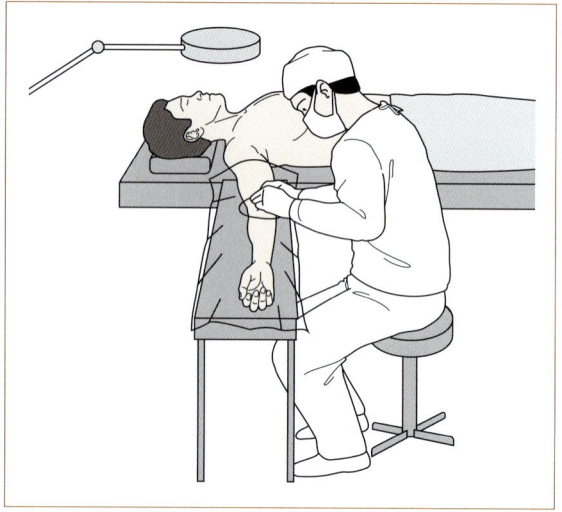

図1 処置の実際
患者は仰臥位とし可能な限りモニタリングを行う．術者は感染予防に配慮し座った楽な姿勢で処置台の高さも工夫する．写真には写っていないが照明（無影灯）をつけ視認性を高めるのがよい．

　患者さんに同行する家族などがいる場合には，不安の軽減のために，処置の間，付き添ってもらうこともできます．小児や不安が強い成人患者さんの場合では特に有用です．その際には，処置に付き添うことに対する不快感がないかどうか（例えば針や器具や血液を見ても大丈夫かどうか）を必ず確認します．付き添いの方には，椅子を用意し，患者さんのすぐそばで互いの顔が見える位置に座っていただくのがよいでしょう．
　また，創傷処置において局所麻酔による除痛は必須です．あまりに痛みが強い場合には先に局所麻酔をすることもありますが，原則として運動機能および感覚の評価を行ってから実施します．麻酔薬の使用前には薬剤アレルギーの既往について確認することを忘れないようにしましょう．
　こういった適切な配慮と除痛により，患者さんの苦痛や不安が緩和され，十分な問診と処置が可能となります．なお，術者は処置にあたって，手袋，マスク，帽子，ガウンなど，感染予防・ユニバーサルプリコーションを忘れずに実施し，術者自身も座って落ち着いた状態で処置をするように心がけましょう．

初期の止血

　受診時に出血が続いている場合には，清潔なガーゼを創傷に当てがって，ガーゼの上から圧迫します（圧迫止血）．圧迫の強さは，出血しない程度の最小の強さでよく，圧迫というよりは「押さえる」程度とします．不必要に強すぎる圧迫は，組織がうっ血し，圧迫を解除した時の血流の勢いで余計に出血するなど，あまり効果がありませ

1 創処置を始める前に

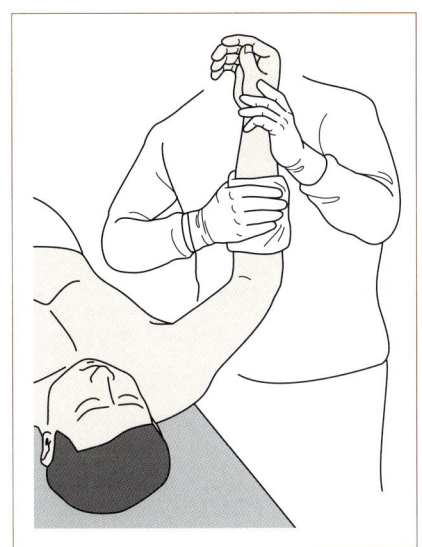

図2 圧迫止血の方法
優しく押さえる気持ちで，創部を挙上して，一定の時間じっと押さえる．

ん．創からの出血点をよく確認し，勢いよく出血している箇所をピンポイントで押さえて止血効果を確認しましょう．やみくもに幅広く圧迫したり包帯を巻いたりしても十分な止血効果は得られません．特に顔面や頭皮では血流が豊富なため多量に出血することがあり，創の断面の両側から出血してきますので，創をよく観察して的確に圧迫しましょう．さらに可能であれば創部を持ち上げて心臓より高い位置にして圧迫を続けます（図2）．圧迫止血のコツは，**優しく押さえる気持ちで，一定の時間じっと押さえること**です．創から勢いよく動脈性出血が続いている場合であっても，患者さんに出血傾向がなければ，このような的確な圧迫止血を数分〜数十分行うことで止血が可能です．

どうしても止血できない場合（通常は動脈性出血）は，局所麻酔下で創を展開し解剖を明らかにして露出血管を直接ペアンやモスキート鉗子でクランプしたのち血管を血紮します．これは必ず局所をよく見て血管を確認して行いましょう．場所によっては神経や腱や器官損傷のおそれがありますので，盲目的なクランプはお勧めしません．また，四肢の創傷の場合はターニケットを使用することもありますが，きわめて特殊な事例に限られます．ターニケットとは本来は無血術野を得るために使用するものであって，止血目的には使用しません．いずれにしても自身でどうしても止血できない場合は早めに経験のある上級医や外科医に応援を頼むほうがよいでしょう．なお，出血点の近位部をしばる「緊縛法」は，通常の緊縛ではうっ血するだけであり，強い緊縛は阻血を招くだけであるため推奨されていません．

病歴聴取と全身評価

　以上のような処置を行いながら，同時進行で病歴聴取および全身の評価を要領よく行います．まず，気道，呼吸，循環動態（ABC）をチェックし，バイタルサインを測定し，状態が安定していることを確認します．

　病歴聴取の際には，受傷機転について詳細に，そして正確に明らかにします．受傷時刻，外力の作用した方向・強さ・程度，受傷時の姿勢，周囲の状況，などを細かく聴取します．受傷の仕方を目の前で再現しながら患者さんとともに確認するのがよいでしょう．受傷機転があいまいな場合は，失神や意識障害に伴って二次的に外傷を負った可能性があり，その原因の精査が必要です．

　軽微な擦過傷や切創を除いて，原則として受傷部位のX線撮影を行い，骨傷がないかどうか確認するほうがよいでしょう．さらに，頭部外傷では頭蓋内損傷の有無を，体幹部の外傷では臓器損傷の有無について注意を払いましょう．抗凝固薬・抗血小板薬の内服中である場合や飲酒・薬物使用の病歴があれば，これらのリスクが高まりますので要注意です．

　診察の際は，必ず全身を網羅的に診察していきます．頭部，頸部，胸部，腹部，骨盤部，四肢と，ひと通り触診して，痛みがないかどうか患者さんと一緒に確認します．創傷部位の付近ではさらに範囲を細かく分けて，例えば，前腕の損傷であれば，鎖骨，肩関節，上腕骨，肘周囲，前腕，手関節，手根骨，指などと，範囲を細かく分けて診察していきます．患者さんの訴えのない箇所もひと通り診察しましょう．転倒して手掌に創を負った患者さんの橈骨頭骨折の合併，転んで顎を打った患者さんの脊髄損傷の合併などを想起できるようになれば，救急医として一人前と言えるかもしれません．

創のリスク評価

　続いて局所の評価を行います．救急室での創傷のリスク評価においては，感染の危険性を明らかにすること，および，機能的な問題がないかどうか確認することが重要です．

　米国の一般的な救急外来では，処置を要した創傷の3～6%が感染するといわれています．下肢の創傷が最も感染を起こしやすく（20%），次いで，手足，上肢，体幹の順に感染しやすく，顔面および頭皮では感染しにくい（4%以下）とされます．単純な切創では感染しにくく，圧挫されたような挫滅創，壊死組織や異物の混入，汚染創，咬傷では感染のリスクが高まります．受傷からの時間経過とともに感染の危険が高まり，顔面・頭皮のきれいな創では受傷24時間後でも感染を起こさずに縫合も可能ですが，大腿や下腿では受傷6時間ですでに感染を起こすことがあるとされています．また，糖尿病，末梢血管疾患，免疫不全，ステロイド内服，低栄養，悪性疾患，肝硬変，肥満，喫煙などは感染や治癒遅延の可能性が高まります．ハイリスク例では感染の可能性について患者さんに十分に説明しておくことが必要です．

次いで運動機能および神経機能の評価を行います．特に四肢・手指の外傷では，骨折の有無だけではなく，神経，血管，および腱損傷がないかどうか慎重に評価することが求められ，きわめて重要です．麻酔する前に，伸筋腱および屈筋腱を個別に評価し，神経支配領域別に pin-prick テストで感覚低下がないかどうか確認し，カルテに記載します．「手を握れる，しびれなし」だけでは不十分です．さらに，麻酔の後で創傷の深さを確認し，腱，神経，血管の損傷がないかどうか，局所を解剖学的によく観察して判断します（図3〜6）．疼痛のため十分に評価できない場合もありますし，慣れていない場合はよくわからない場合も多いので，疑わしい例ではとりあえず損傷があるものとして固定を行い，後日再評価します．顔面の損傷でも注意が必要です．特に，眼の内側（涙小管・鼻涙管損傷），頬部（耳下腺管損傷）には重要な構造物がありますので注意します（図7）．

異物の確認

創傷に異物が残存すると，後で感染源になったり，恒久的な色素沈着の原因となるなど，救急室での対応について問題がなかったかどうかトラブルの原因となることがあります．初診時には，異物混入・残存の可能性があるかどうか詳しく病歴をとり問診します．刃物などによる単純な切創では異物の可能性は低いですが，受傷の状況によっては，食品，ガラス，砂，木材，金属片など，あらゆるものが異物の原因となります．単純X線または超音波で，時にはCTスキャンで異物の有無を確認しますが，存在を確実に診断する検査方法は残念ながらありません（図8）．最終的には麻酔し洗浄した後で創をよく確認し，異物がないか直接チェックします．それでも異物を指摘できず後日に発見されることもしばしば経験しますので，適切な説明とカルテへの記録および経過観察が重要となります．

その他

指輪やピアスなどのアクセサリー類が創傷の近傍にある場合には，必ず外しましょう．徐々に組織が腫脹してきて外せなくなります．特に指輪は指のうっ血を招きますのですぐに外してもらいます．紛失予防のため，外したアクセサリーを預かることはせず，必ず患者さんに持ってもらいましょう

小児の患者では，処置に対する不安や恐怖が強く暴れてしまうことがたびたびあります．両親に抱っこしてもらいながら処置するなど工夫が必要です．顔面の細かい縫合，腱縫合，長時間の処置などで，どうしても安静が必要な場合には，抑制するかまたは鎮静を考慮します．

創傷の処置を受診後すぐに行えない場合があります．例えば救急室が非常に混雑している場合，専門家へのコンサルテーションを待つ場合，手術室までの待ち時間など，いくつかの状況が考えられます．その場合は，局所の汚染を大まかに除去し，生理食

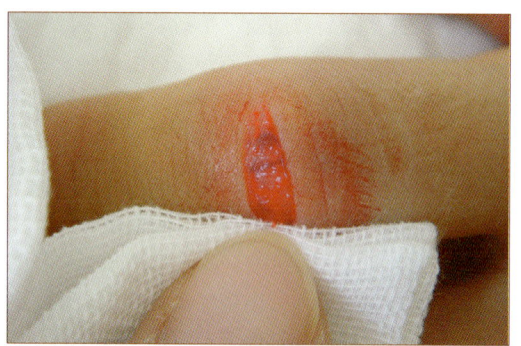

図3 指の切創
腱損傷には至っていない．

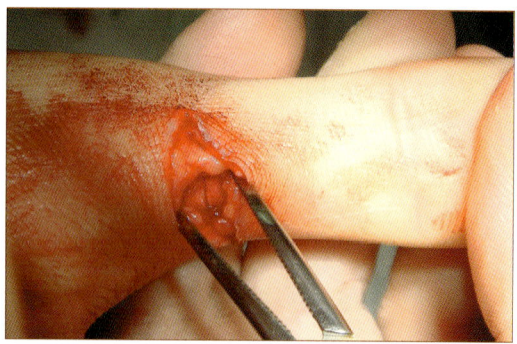

図4 指の切創
当初は腱損傷なしと判断されたが，創を丁寧に展開すると腱の部分断裂が明らかとなる．部分断裂では機能障害が軽微で気づかれない場合も多い．

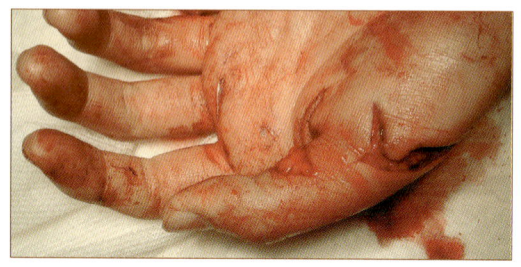

図5 手掌の挫創
このような斜めのフラップ状の創は意外と深くまで損傷が及んでいるので注意が必要である．

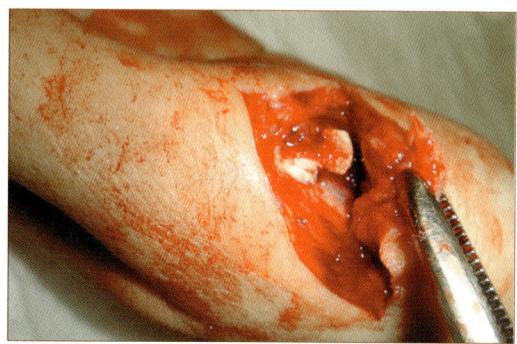

図6 屈筋腱損傷
図5の創を丁寧に展開したもの．屈筋腱損傷が明らかである．

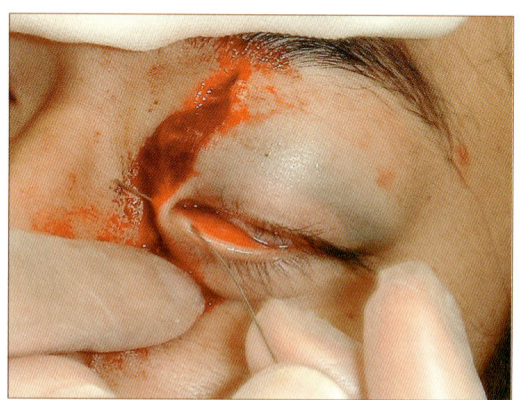

図7 涙小管損傷
涙小管にゾンデを通してある．早期に修復を計画する．

1 創処置を始める前に

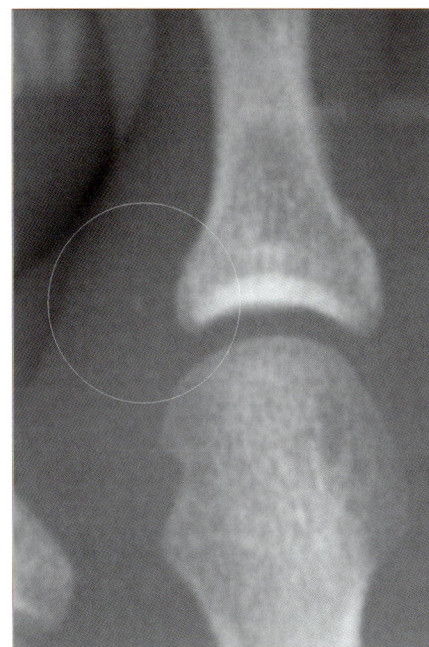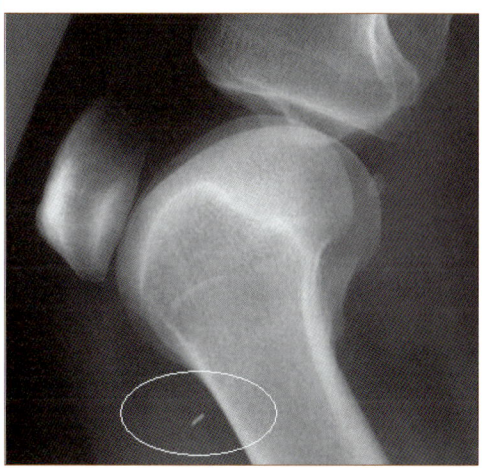

図8　異物のX線
単純X線写真で異物が確認できる．創処置後にもう一度撮影し異物の消失を確認することもある．

塩水に浸した清潔なガーゼで創傷を覆って待機しましょう．

適切なフォローアップを

　創傷処置は救急室だけでは完了しません．適切に治癒過程が進んでいるか，抜糸のタイミングはどうするか，感染や異物などの合併症の発生がないか，腱や神経損傷をきたしていないか，機能障害が残らないか，整容的に満足できるかなど，確認すべき事項はたくさんあり，**適切なフォローアップを計画する必要があります**．また，損傷の程度がひどい場合，腱損傷や神経損傷など機能障害がある場合など，救急室で修復できない場合には，外科・整形外科・形成外科など専門家の適切な診療を受けられるように手配することも必要です．夜間休日でも診てもらうべきか，翌日まで待ってもよいのかの判断も必要でしょう．初療の時点でその後の経過を予測するのはなかなか困難ですが，救急医は，ある程度の見通しについてその場で適切に説明することが求められます．それによってトラブルを予防し，患者さんにとって満足する医療を提供することができます．それができるようになるためには，創傷治癒に関する知識を持ち，個々の症例に対して初診から治癒まで一つひとつ学んで経験を積んでゆく以外に近道はないようです．救急室では合併症の治療までも含んだ治癒までのフォローアップをすることが難しい場合もありますが，各専門家と協力しつつ常に学んでゆく姿勢でありたいものです．

<参考文献>
1) Marx HW：Rosens Emergency Medicine：Concepts and Clinical Practice, 7th ed. Philadelphia, Mosby, 2009
（米国の救急医学会のレファレンステキストです.）
2) Alexander TT：Wounds and Lacerations：Emergency Care and Closure, 3rd ed. Elsevier, Mosby, 2004
（救急外来で遭遇する創傷処置について実に的確に記載されています．記載も簡素でイラストも美しく読みやすい.）
3) Custalow C：Clinical Procedures in Emergency Medicine, 5th ed. Elsevier, Saunders, 2009
4) Angela FG：American College of Emergency Physicians. FORESIGHT：risk management for emergency physicians：Avoidable errors in wound management. 55 Oct. 2002
www.acep.org/WorkArea/DownloadAsset.aspx?id = 34172
（米国救急医学会の会員向けの会報，一部は web 上で読むことができます.）
5) Earl ES：American College of Emergency Physicians：Clinical Policy for the Initial Approach to Patients Presenting With Acute Blunt Trauma. Ann Emerg Med 1998；**31**：422
（打撲などの鈍的外傷処置に関する部位別の米国救急医学会の診療指針です.）

2 局所麻酔と鎮静処置

田口 瑞希 *Mizuki Taguchi* 茅ヶ崎徳洲会総合病院 救急総合診療部

上手な局所麻酔法

　局所麻酔は創処置の際に広く行われる基本的な手技です．しかし，上手に，かつ安全に行うためにはいくつかの注意点があります．ここではその注意点についてお話ししていこうと思います．
　局所麻酔をするにあたって，筆者は以下の6点のことを注意しています．
　①創の観察と評価
　②局所麻酔薬の選択
　③局所麻酔法の選択
　④局所麻酔アレルギーの有無の問診
　⑤患者さんへの配慮と十分な説明
　⑥局所麻酔の施行
順を追って説明していきます．

1 創の観察と評価

　まずは創の観察からです．しかし，意外とこれがおろそかになりがちです．受傷機転と創の観察から，創の大きさや深さ・組織損傷の程度を総合的に評価します．さらに神経学的評価も忘れないでください．局所麻酔をする前に評価しておかないと，局所麻酔後は評価が難しくなります．これらは麻酔法の選択に関与するだけではなく，その後の縫合法・被覆法，さらには治癒経過にも関与してくるため，非常に重要です．評価だけでなく，要点を押さえて診療録に記載しておくことも重要ですが，それについては「3. 創の評価と記録」で後述します．

2 局所麻酔薬の選択

　成書をいくつか参照すると，まずは局所麻酔薬の選択から書いてあることが多いですが，筆者はリドカイン（キシロカイン®）以外はほとんど使いません．手技が長時間に及ぶと予想される場合には作用時間の長いブピバカイン（マーカイン®）を選択

するという話を聞いたりもしますが，臨床的にあまり必要性を感じません．リドカイン（キシロカイン®）は安全性が確立されていること，効果発現時間が速やかであること，浸透性も良いことなどから第一選択になると思います．

リドカイン（キシロカイン®）の極量は 4 mg/kg です．体重 50 kg の患者さんでは 1％キシロカインで約 20 ml までとなります．創が広範でその量で足りないと予想される際には，生理食塩水などで半分に薄めて使用するなどの工夫が必要です（エピネフリン添加の局所麻酔薬使用の注意点は MEMO を参照）．

③ 局所麻酔法の選択

局所麻酔には大きく分けて以下の3つの方法があります．実際，創処置の際に用いるのは浸潤麻酔と伝達麻酔が多いと思います．創処置の範囲と，部位によりその使い分けをします．

以下にその適応と方法を記載します．

1．表面麻酔

塗布：鼻腔・咽頭・喉頭粘膜に対し綿球などに局所麻酔薬をしみこませて塗る．2〜4％キシロカイン® を用いる．比較的簡便で即効性があるが，表面だけの麻酔のため，深い創などには不適．

噴霧：咽頭・喉頭・気道粘膜に対し，エアゾール式噴霧器を用いて局所麻酔薬を噴霧する．2〜4％キシロカイン® を用いる．気管支鏡・上部消化管内視鏡の前処置として行う．

皮膚表面麻酔：注射，特に透析患者のシャント穿刺の際などに用いる．リドカインテープを手技施行前 30〜60 分前に貼付しておく．

2．浸潤麻酔

創処置の基本となる局所麻酔．局所麻酔薬を針を用いて皮内〜皮下組織に注射し，浸潤させることで麻酔効果を得る．できるだけ麻酔施行時の痛みを少なくすることと，創処置をする範囲を確実に除痛できるように工夫する（実際の麻酔法は後述）．

MEMO　エピネフリン添加のリドカイン

市販されているエピネフリン添加のリドカインは 10 万倍希釈のエピネフリンが添加されています．エピネフリンの血管収縮作用により，吸収が遅延し作用時間が延長するとともに，創からの出血量が減少し，その後の創処置がしやすくなります．さらに，リドカインの使用量を増やすことができます．

そのため，筆者は次に挙げる禁忌とされる場所以外には積極的に使用するようにしています．

以前から指・耳・陰茎など終末動脈のある部位にエピネフリン添加局所麻酔薬を使用すると組織の血流障害を起こすと言われてきましたが，指に関してはその有害性を疑問視する研究報告が増えています．

3．伝達麻酔

創が広範だったり，複数の神経支配で浸潤麻酔だけでは除痛が図れない際に用いる．手指の創に対する digital nerve block や，耳介の auricular block，前額部の広範な創に対する forehead block など，さまざまな方法がある．

4 局所麻酔アレルギーの有無の問診

局所麻酔施行前に，**必ず局所麻酔アレルギーの有無を確認します**．患者さんに以前に局所麻酔をされたことがあるか聞き，その際に何か異常な症状が出なかったかを確認します．局所麻酔アレルギーの多くは局所麻酔薬に含まれる添加剤（PABA など）によるものが多いといわれているため，静注用のキシロカイン®などを薄めて使用すれば大丈夫なこともあります．その他にも，**不整脈の有無・甲状腺機能亢進症の有無**などはエピネフリン含有局所麻酔薬を使用する際には聞いておいたほうがよいと思います．さらに，創治癒の過程に関与する**糖尿病・ステロイド内服の有無**なども重要です．

MEMO 特殊な digital nerve block

筆者は数年前から指の創処置の際に，digital nerve block として single injection method という方法を用いています．これは，手指（母指以外）の手神経ブロックをする際に使用する方法で，ブロック麻酔をしたい指の MP 関節の手掌中央の，ちょうど MP 関節のシワの部分に 2％キシロカイン® を 2 ml **皮下注射**するものです．

皮下注射ではなく，腱鞘内に注射する方法は以前からありましたが，筆者の経験では皮下注射で十分です．ブロックが効く範囲も図のように手背側の一部を除けば通常の digital nerve block と遜色ありません．多少，麻酔が浸潤するのに時間がかかりますが…（3～5分）．

① MP 関節のシワの部分に 2％キシロカインを 2 ml 皮下注射する．
  ＊あくまで皮下注射なので，針は 2～3 mm 程度しか刺入しない．
  ＊21～24G のなるべく細い針を使用する．
② 斜線の範囲に浸潤させる．
③ 手背側の斜線なし部分以外は麻酔が効く．

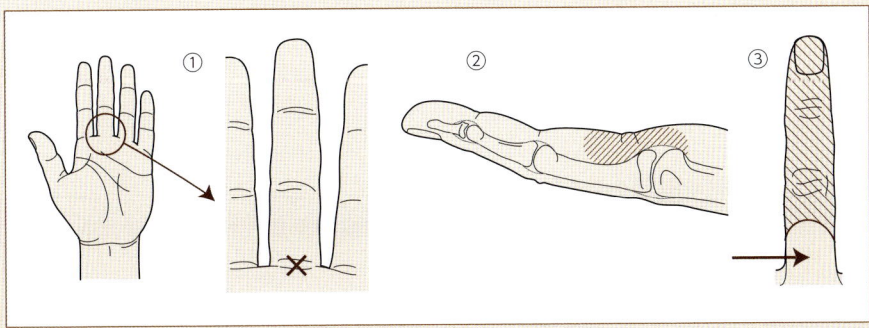

ERの創傷

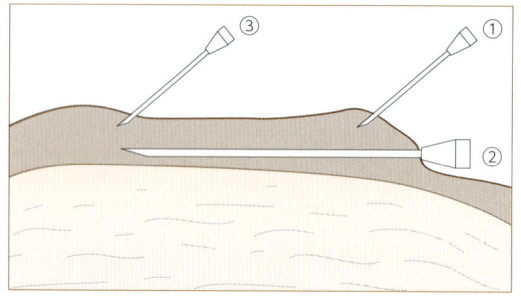

図1 浸潤麻酔（皮内麻酔）の手順（1）
①なるべく細い針で速やかに表皮を貫き，局所麻酔薬をゆっくり注入し，膨疹をつくる．
②処置する部位に沿って針を進め，連続膨疹をつくる．
③針が届かない範囲は追加で再刺入し，膨疹をつくる．

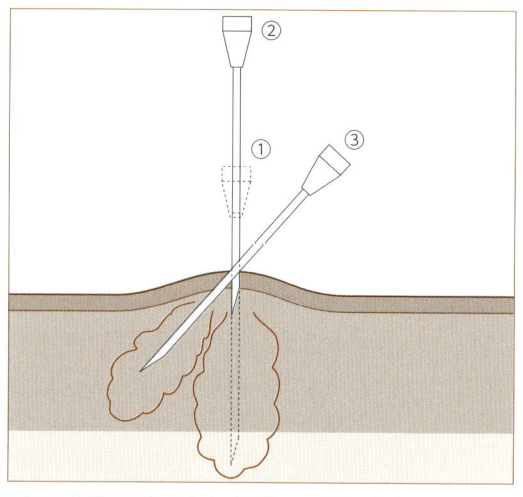

図2 浸潤麻酔（皮内麻酔）の手順（2）
①針で表皮を貫き，局所麻酔薬で皮内に膨疹をつくる．
②陰圧をかけながら，少しずつ針を進め，血液の逆流がないことを確認しながらゆっくりと局所麻酔薬を注入する．
③表皮ぎりぎりまで針を引き抜き，針の方向を変え，再び刺入する．必要部分に局所麻酔薬を注入する．

5 患者さんへの配慮と十分な説明

まずは，患者さんに十分な説明をします．"局所麻酔の注射をします" と急に言われても，一般の方には今ひとつイメージがわかずに不安になる方が多いようです．"普通に注射する際に使う針より細い針で麻酔の薬を注射します．注射する時に少し痛いですが，その後には痛みを感じなくなります" など，患者さんの不安をできるだけ軽減するように配慮してください．

さらに，患者さんを楽な姿勢にすることも重要です．たまに，上肢の創処置をする際に患者さんを座位のままで処置している光景を目にしますが，あまり好ましくありません．基本的には患者さんを臥位・もしくは背もたれのある椅子での座位とし，処置をする部位が安定するように台を用意したほうがよいでしょう．小児の場合，拒否されない限りは両親に同席してもらうことを勧めます．そのほうが処置がスムーズに進みます．ただし処置に自信があればの話ですが．

6 局所麻酔の施行

ここまで来て，ようやく実際に局所麻酔を施行します．浸潤麻酔と指趾のブロック麻酔法を図示します（図1〜5）．

いずれもポイントは，できる限り麻酔施行時の疼痛を少なくすることと，合併症を回避することです．患者さんが痛みを感じるポイントは，注射針が表皮を貫く時と，

2 局所麻酔と鎮静処置

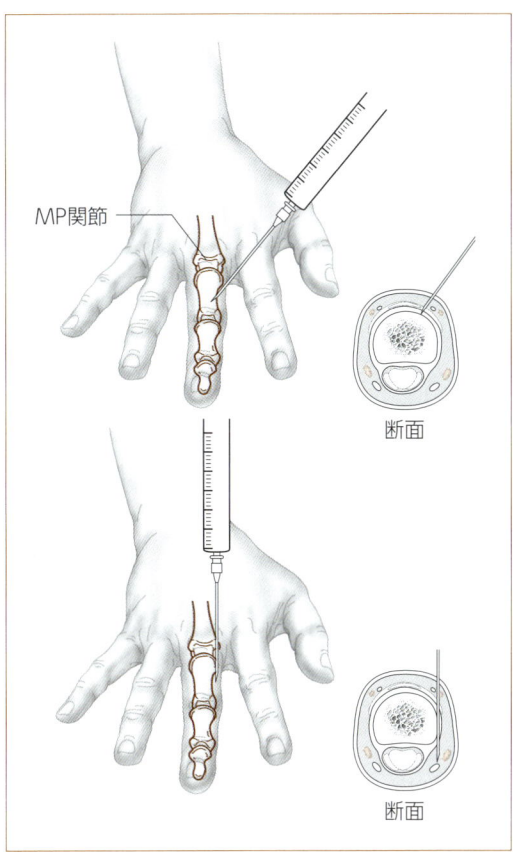

図3 Digital nerve block

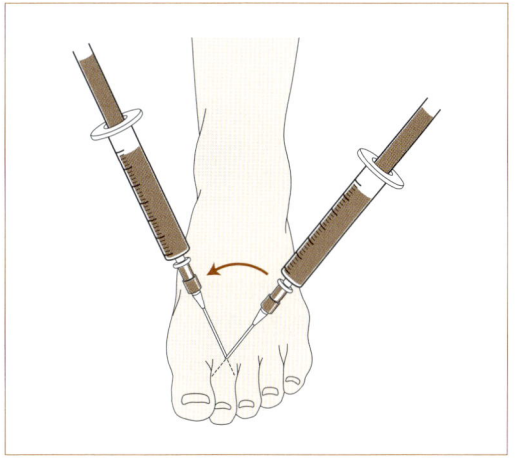

図4 Digital nerve block 変法

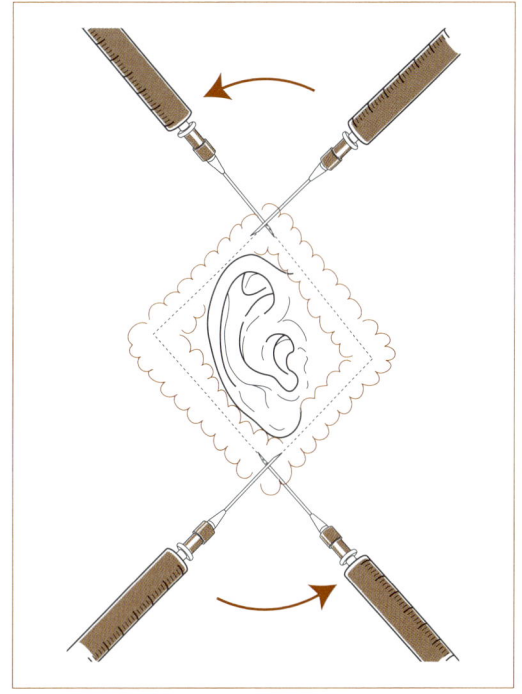

図5 Auricular block

　局所麻酔薬を注入する時です．そのため，できるだけ細い注射針（27〜25G）を使用し，表皮を貫く際には迅速に，局所麻酔薬を注入する時はできるだけゆっくり注入することです．これにより，患者さんの疼痛を緩和するだけではなく，局所麻酔アレルギーなどの合併症を予防することにもなります．

MEMO 局所麻酔注入の痛みを軽減するために

キシロカイン®に重炭酸水素ナトリウム（メイロン®）を混ぜると，注入時の痛みを軽減できます．混ぜる量としては 1% キシロカイン® の 1/10 量のメイロンを混ぜます．

キシロカイン® は酸性のため，あらかじめメイロン® で中和しておくと注入時の痛みを緩和できるためと言われています．

MEMO 局浸潤麻酔は創縁から？（direct wound infiltration）vs. 表皮から？（parallel marginal infiltration）

挫創に対し浸潤麻酔をする際に，麻酔の針を創縁から刺入するのか，新たに表皮を貫くのかがよく議論になっています．創縁から刺入する利点は，刺入する痛みが少ない点です．しかし，創の汚染が激しい際に汚染を押し込んでしまうという欠点もあります．

そのため，筆者は汚染がそれほど強くない創は創縁から，汚染が強い創では表皮から行うようにしています．

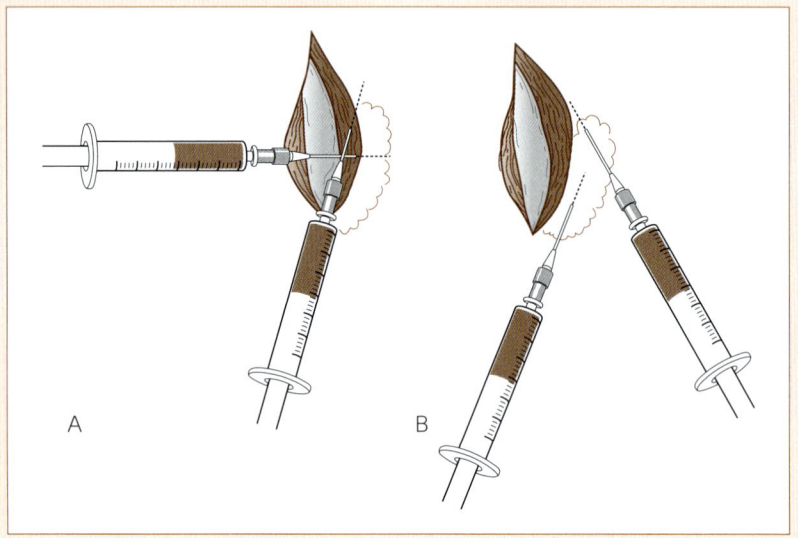

direct wound infiltration（A）と parallel marginal infiltration（B）

鎮静処置（Procedural sedation）

救急室で処置を行うために鎮静を行うにはいくつかの条件と適応があります．

1 適応

患者の不安軽減・鎮痛・鎮静・処置に際しての無動化などが適応となります．

特に，痛みの感受性が高く，処置などの理解を得られない乳児・小児などに良い適応があります．適切な鎮静をすることにより，処置が容易になるだけではなく，乳児・小児の処置の痛みによる心的外傷を回避することにもつながります．

しかし，鎮静をするためにはいくつかの条件があります．以下にそれを挙げます．
- 年齢と医学的状態
- 術者の能力と経験
- 医療スタッフの協力体制

2 鎮静の分類

1．軽い鎮静（minimal/mild sedation）

認知機能および反応が抑制されるが，呼吸や心血管系の抑制はない．言語指示に従う．

2．中等度の鎮静（moderate sedation）

不安や疼痛に対する反応が鈍くなるが，気道反射は正常に保持される．心血管系の機能は正常．言語指示に従う（軽い接触刺激が必要な場合もある）．

3．解離を伴う鎮静（dissociative sedation）

十分な鎮痛と健忘があるが，気道反射，自発呼吸，心血管系の機能は保たれる（通常はケタミン投与によりもたらされる）．

4．深い鎮静（deep sedation）

覚醒は困難で，頻回刺激または疼痛刺激に対し合目的に反応する．部分的または完全に気道反射が消失することがある．心血管系の機能は保たれる．

一般には救急室で行う処置に対する鎮静には，中等度の鎮静が目標となります．しかし，深い鎮静に移行する可能性も存在するため，その管理ができる必要があります．

ケタミンによる解離を伴う鎮静も有用で，筆者は乳児・小児を中心によく使います．

3 鎮静前の準備

①鎮静の適応・種類について評価・考慮
　→鎮静に使う薬物情報は表1を参照．
②鎮静・処置に関わる人を確保する

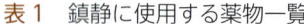

表1 鎮静に使用する薬物一覧

鎮静・催眠薬	投与量	効果発現までの時間	効果の持続時間	注意点
ミダゾラム (ドルミカム®)	静注：初回 0.1 mg/kg 次いで最大 0.5 mg/kg まで投与量を調節 筋注：0.1〜0.15 mg/kg 経口：0.5〜1 mg/kg 最大 20 mg 経鼻・経直腸 0.3 mg/kg	2〜3 分 10〜20 分 15〜30 分 経鼻：60 分 経直腸：10〜30 分	20〜60 分 60〜120 分 60〜90 分 経鼻：60 分 経直腸：60〜90 分	ジアゼパムの 1.5〜5 倍の効果．少量ずつ増量する．
ペントバルビタール (ネンブタール®・ラボナ®)	静注：1〜6 mg/kg 2 mg/kg ずつ増量 筋注：2〜6 mg/kg 最大 100 mg 経口・経直腸（4 歳未満）：6 mg/kg 最大 100 mg 経口・経直腸（4 歳以上）：3 mg/kg 最大 100 mg	1 分 10〜15 分 15〜60 分	 60〜120 分 60〜240 分	
ケタミン (ケタラール®)	静注：1〜2 mg/kg 追加投与量 0.5 mg 最大投与量は 500 mg または 5 mg/kg の少ないほう 筋注：ケタミン 4 mg/kg とアトロピン 0.01 mg/kg を同一シリンジに混ぜて投与	1〜5 分 5〜10 分	10〜150 分	静注は 1〜2 分かけて行う．ケタミンの投与前にアトロピン 0.01 mg/kg を投与する．投与後 48 時間まで幻覚が持続することがある．48 時間は複雑な作業や危険な作業を避ける．現在は麻薬として取り扱う．
プロポフォール (ディプリバン®)	静注：0.5 mg/kg 鎮静の深さを見ながら追加投与する	30 秒	5〜10 分	納書上は妊産婦と小児には禁忌とされている．

③鎮静・処置について患者・家族に説明する
④既往歴や薬物アレルギー・最終飲食についての問診
⑤確実な静脈路確保
⑥鎮静と合併症に備えた器材・薬剤の準備
　・吸引装置（急な嘔吐に対して，きちんと作動するか確認が必要）
　・酸素（適切なサイズのフェイスマスクやカヌラ・バックバルブマスクも必須）
　・エアウェイ器具（経口・経鼻エアウェイ）
　・挿管器具
　・モニター類（パルスオキシメーター，心電図・呼吸モニター，血圧計，カプノグラフィー）

・薬物（前投薬薬剤・鎮静薬・拮抗薬）

　何事もそうですが，準備が一番大切です．上記はいずれもとても大切ですが，特に筆者が重要と考えているのは，②鎮静と処置に関わる人を確保することです．**少なくとも，確実に気道管理ができるスタッフ1人と，創処置をするスタッフ1人が必須です**．気道管理中のスタッフは患者の頭から離れることができないため，できればもう1人外回りができるスタッフが必要です．このスタッフが確保できないときは，筆者は鎮静をしないで処置をする方法を模索します．

4 鎮静の実施

　①鎮静実施前の十分な酸素化
　②必要であれば，前投薬を投与
　③鎮静薬の投与
　④創処置の施行
　⑤処置後，回復期まで患者を観察

　以下に，筆者がよく使用するケタミンを用いた解離を伴う鎮静法を説明します（ケタミンは鎮痛・鎮静作用がありますが，呼吸抑制が少ないため比較的使いやすい鎮静薬だと思います．しかし，頭蓋内圧が上昇するといわれているため，痙攣性疾患を有する患者の頭部外傷や頭蓋内病変を疑う患者には使わないほうがよいでしょう）．

　①鎮静準備ができていることを確認
　②モニターが正しく付いていること・静脈路が確実に確保されていることを確認
　③酸素をマスク，もしくはリザーバーマスクで投与
　④前投薬でアトロピンを 0.01 mg/kg 投与（最大量 0.5 mg）
　　・気道分泌の抑制・鎮静に伴う徐脈の予防目的
　　・禁忌（緑内障・前立腺肥大などがないことを要確認）
　⑤ケタラール 1.0 mg/kg を初回静脈内投与
　　・効果を確かめながら投与量を調節
　⑥創処置を実施
　　・処置の時間・鎮静の深さをみながら追加投与 0.5 mg/kg（初回投与量と合わせて最大 500 mg もしくは 5 mg/kg の少ないほう）
　⑦処置終了後，モニター管理しながら回復を待つ

　回復までは個人差が大きく，一概には言えませんが，ケタラールの効果持続時間が最大で 150 分と言われているため，2 時間程度は経過観察が必要です．

小児の鎮静法：経鼻ミダゾラム噴霧法

　ED（Emergency Department）において，小児の鎮静は経口・経直腸・筋注・静注・吸入などさまざまな方法があります．しかし，簡便な方法（経口・経直腸・筋注）では鎮静効果が一定せず，静注・吸入といった方法は鎮静効果は高いものの，手間がかかったり特殊な器材が必要だったりと，いずれの方法も一長一短という印象です．

ER の創傷

　EDで限られた人材・器材・時間で小児に簡便かつ安全に鎮静を行う方法をご紹介します．
　ここで紹介する方法は，経鼻ミダゾラム噴霧法です．
　ミダゾラムを専用の噴霧器 MAD™ Nasal（Mucosal Atomization Device）で鼻腔内に投与することにより，軽い鎮静（minimal/mild sedation）をする方法です．吸入麻酔や，静脈路確保したうえでの麻酔と違い，簡便かつ安全に鎮静をすることができます．当院での ED では，"ED から子供の泣き声をなくそう！"のコンセプトのもと，この方法を積極的に利用しています．
　以下に経鼻ミダゾラム噴霧法を紹介します．

1 適応
　①小児の縫合処置
　②骨折の整復
　③静脈路確保前の鎮静
　④CT/MRI 施行前の鎮静
　⑤その他，さまざまな侵襲的な手技の前の鎮静

2 合併症
　・苦味（薬液が鼻腔を通じて咽頭に達するため）
　・鼻の違和感
　・嘔吐（苦味のため嘔吐することがたまにあり）
　　※過鎮静や呼吸抑制は報告ではまれにあるものの，筆者は経験したことはありません．

3 禁忌
　絶対的禁忌なし

4 方法
　小児の縫合処置をする場合を想定．
　①患児・保護者に鎮静・処置について十分な説明と同意を得る．
　②子供を安楽な姿勢にする．乳児・幼児であれば，母親に抱っこしてもらうなどして精神的な安定を図る．
　③心電図モニター・SpO_2 モニターを装着する．
　④ミダゾラムの準備をする．0.5mg/kg を MAD™ Nasal（図6, 7）に吸い上げる．（最大 2 mg）シリンジ内に薬液とともに空気も少し吸っておくと霧状になりやすい．
　⑤左右の鼻腔に半量ずつ噴霧　（図8）
　⑥20～30分ほど安楽な姿勢のまま経過観察
　　※母親に抱っこしていてもらうなど，とにかく精神的な安定を図る．
　⑦程よい鎮静（少しボーッとしたような状態）になっていることを確認

2 局所麻酔と鎮静処置

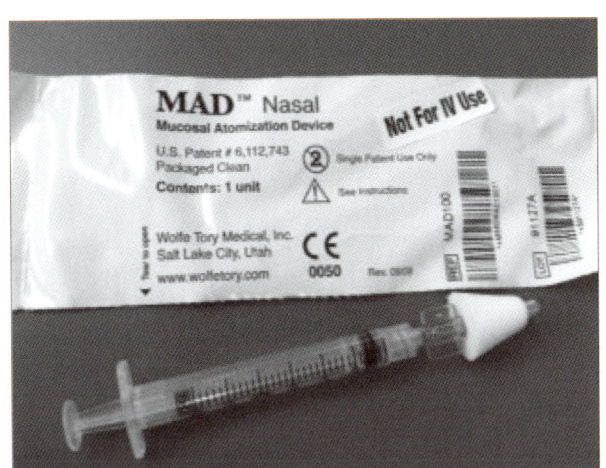

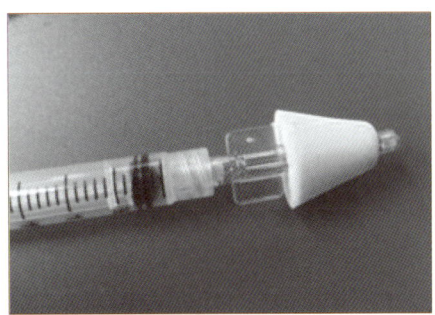

図7 MAD™ Nasal (Mucosal Atomization Device) 先端部の拡大
先端から薬液が細かい粒子となって噴射する．

図6 MAD™ Nasal (Mucosal Atomization Device) の全景
インターネットなどで購入可能，価格：$4.63 ／本．

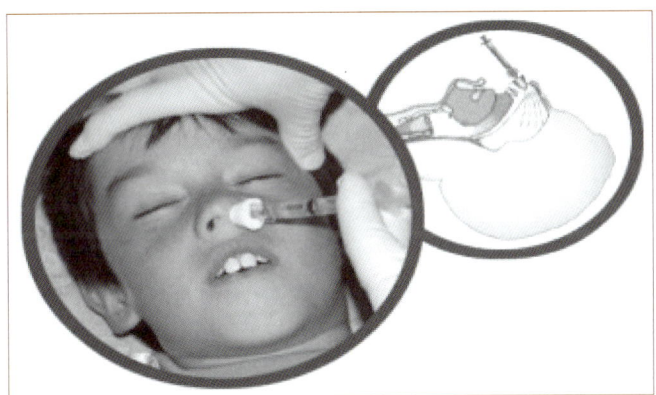

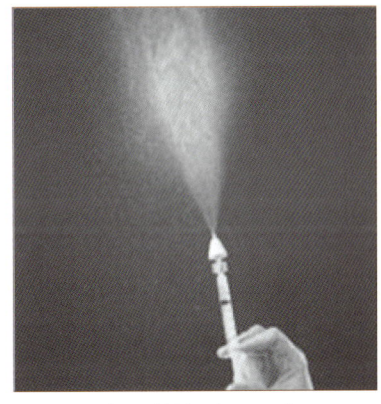

図8 左右の鼻腔に均等に噴霧

図9 空中に噴霧したようす
薬液が微粒子となって鼻腔内に噴霧される．篩骨洞から直接髄液内に移行すると考えられており，血中濃度よりも髄液内濃度が速やかに上昇する．

⑧患児を処置ベッドに静かに寝かせて，局所麻酔を施行
⑨縫合処置
⑩処置後（ミダゾラム施行後より60分程度）観察室で経過観察
⑪帰宅
※この鎮静法の詳細については下記のインターネットのウェブサイトで知ることができます．
Therapeutic Intranasal Drug Delivery
〈http://intranasal.net/〉

<参考文献>
1) 北原　浩，大田　凡（監訳）：救急・ER エッセンシャル手技．メディカルサイエンスインターナショナル，東京，2008
2) 笹壁弘嗣：研修医ブックレット（2）創傷管理．三輪書店，東京，2006
3) 亀岡信吾　監修：臨床基本手技実践マニュアル．南江堂，東京，2001
4) Tintinalli J：Emergency Medicine：A Comprehensive Study Guide, Sixth edition. McGraw-Hill Professional, New York, 2003

3

創の評価と記録
重要組織損傷の評価と記録の重要性

梅澤　耕学　*Kohgaku Umezawa*　湘南鎌倉総合病院　救急総合診療科

- 詳細な病歴聴取を行い，致死的外傷を見逃さない．
- QOL・機能予後に関わる重要組織損傷（血管，神経，腱など）を見逃さない．
- 創の評価・処置をしたら，簡潔に記録を行う．

症例
患者：78歳，女性
　自宅で転倒して膝にけがを負い（図1），救急要請．
　バイタルは，PR 80回/分・整，BP 128/80 mmHg，SpO$_2$ 98%（room air），BT 36.7℃，RR 15回/分．

病歴聴取（表1）

　外傷に限らず，何をおいても病歴聴取は重要です．開放骨折や大きな創がある場合，そこに目をとらわれ，そこから診察を始めようとする人がいますが，まずは，病歴聴取を行います．もちろん全身状態が悪ければ病歴聴取と同時に診察を行い，致死的な損傷を除外してから局所の診察に入ります．意識障害などがあり，本人から十分な病歴を聴取できない場合は救急隊や家族友人から少しでも多くの情報を得るようにしましょう．

　病歴聴取で有名なのは，5W1H（When，Where，Who，What，Why，How）ですね．いつ，どこで，だれが，何で（どのように），どうして，をベースに聴取しましょう．他にもJPTEC™やJATEC™でのSAMPLE（Symptom, Allergy, Medication, Past history & Pregnancy, Last meal, Events & Environment）やGUMBA（G：原因，U：訴え，M：めし（最終飲食），B：病気・病歴，A：アレルギー）といった

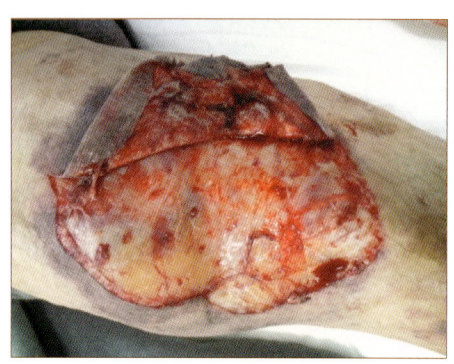

図1　78歳，女性：搬送時の右膝の状態

表1　病歴聴取

When（いつ？）
　受傷した時間
Where（どこで？）
　受傷した状況
Who（だれが？）
　関わっているのは患者本人だけか否か
What/How（何で？どのように？）
　受傷機転
Why（どうして？）
　受傷原因
Past medical history（既往歴）
　年齢，悪性疾患・放射線治療の有無，栄養状態，糖尿病の既往，免疫不全状態，ステロイド治療の有無

ものもあります．

1 いつ？　(When)

　創傷の治療にあたっては，受傷からの時間が感染対策上きわめて重要です．従来から受傷後6〜8時間が創閉鎖の目安とされ，golden hourと呼ばれます．最近では十分な創洗浄と感染対策，血行が良好であれば8時間以上経過した創でも縫合可能とされているようです．

　Golden hourが過ぎていれば，開放創として二次治癒または遅延一次縫合（「10. 汚染創への対応」参照）を目指します．創の状態や美容上の理由で縫合を必要とする場合は，感染のリスクを説明し，十分な洗浄と感染対策をしたうえで縫合することもあります．

2 どこで？　(Where)

　自宅内でけがをしたのか，外でけがをしたのかで感染のリスクは大きく異なります．例えば自宅できれいなハサミで切った創よりも，錆びた釘が刺さった場合のほうが感染の可能性が高いのは容易に想像がつきますね．汚染のある創の場合は破傷風感染も念頭に置き，トキソイドや破傷風免疫グロブリン投与も考慮しましょう（「15. 処置後の薬物投与」参照）．

3 だれが？　(Who)

　患者自身が転倒してけがをしたのか，それとも自殺企図なのか，それとも喧嘩をして誰かにやられたのか，あるいは家庭内暴力や児童虐待などの場合もあります．創自体に対する対応は変わりありませんが，そのまま外来フォローとするのか，もしくは精神科医による診察が必要なのか，児童相談所などへの通報が必要なのか，処置後のdispositionに関わってきます．

4 何で？　どのように？　(What/How)

　創に関わる病歴聴取の中でも一番重要なのがこれです．創の評価において受傷機転は非常に重要です．鋭利なものによる創なのか，それとも鈍的な外傷による創なのか，動物に咬まれたものなのかなど，詳しく聴取することで創の評価も変わってきます．例えば，動物咬傷であれば十分な感染対策が必要になりますし，交通外傷であれば骨折も念頭に置かなければならず，刃物などによる創であれば予想以上に創が深いこともあり，血管・神経・腱などのより詳細な評価が必要になります．また受傷した環境により異物混入の評価に画像検索が必要な場合もありますね．例えばフロントガラスに頭部を突っこんで挫創を生じた場合は，創内にガラス片が入っている可能性を念頭に置いた創評価が必要になります．

5 どうして？　(Why)

　けがをした人に"どうしてけがをしたのですか？"と質問することは大変重要なことです．単につまずいてけがをしたのか，それとも意識消失が先行してけがをしたのか，内的要因でけがをしたのであれば，その要因を検索することも重要です．例えば，70歳の女性が転倒し左大腿部を痛がって歩けない，という情報から左大腿骨頸部骨折を疑うことは容易ですが，「なんで転んだのですか？　意識を失って転んだのですか？」という質問が必須になります．すると「歩いていたら突然激しい頭痛がして，気を失ったのです」という病歴が聴取され，頭部CTにてくも膜下出血の診断に至ることもあります．本人が転倒時のことを覚えていれば聴取可能ですが，覚えていないことも多く，発見者からの情報が重要になってきます．**外傷で来院した患者は，その背景にある内因性疾患の可能性を考えることが重要ですね！**

6 既往・内服歴　(Past medical history)

　もう一つ，病歴聴取で重要なのは既往歴です．上に述べたように感染対策や創の治癒過程において大切なのは外的因子（どこで？　何で？　どのように？）ですが，内的因子も関連してきます．例えば糖尿病やステロイド内服患者は感染を起こしやすく，創が治りにくいため，今後の経過を予測するうえで重要です．同様に，年齢（高齢者ほど治りにくい），悪性疾患の有無，栄養状態，放射線治療の有無，免疫不全状態，喫煙歴の有無も重要です．

症例　〈ER course1～病歴聴取〉

　症例（78歳，女性）に戻りましょう．
　病歴聴取では，もともと杖歩行の方で，本日午前9時頃絨毯の端につまずいて転倒してしまったようです．絨毯に滑るように右膝をついた様子でした．頭は打っておらず，意識消失もなく，その他に自発痛はなく打撲痕や圧痛などもないようです．

創の局所評価

　局所所見では，創の場所，創の深さ，範囲，血行障害，異物，挫滅・感染組織，血管・神経・腱などの合併損傷を評価します．場合によっては異物の存在や血管損傷の確認のために画像検索が必要な場合もあります．

1 創の場所

　どこに創傷があるかは感染や創傷治癒過程に影響を与えます．例えば，頭部顔面は血行が良好で感染の可能性は低いですが，下腿前面はもともと血行があまりよくないため，感染しやすく，創も治りづらくなります．また手掌は角質が厚く抜糸後に創離開しやすかったり，関節にかかるようであれば運動により離開しやすくなります．予め感染や創離開を起こしやすい創の場合は，初期治療の時点でそれを伝えておくことも重要ですね．

2 創の深さ，範囲

　創の深さや範囲の評価は，合併損傷の可能性を考えるうえで重要です．
　皮膚は，表皮，真皮，皮下組織，筋膜，筋層の順に深くなっていきます（図2）．どの層までの創なのか評価が必要です．例えば筋膜の損傷があれば筋膜縫合が必要になりますし，皮下組織まで大きく損傷しているようであればデブリードマンを必要としたり，皮下縫合が必要になってきたりします．創の深さの評価を疎かにして表層のみ縫合してしまうと，筋層や皮下の損傷を見逃し，創内血腫を生じ，その結果創感染を起こしたり，腱や筋の損傷を見逃し，機能的予後を悪くする可能性があります．

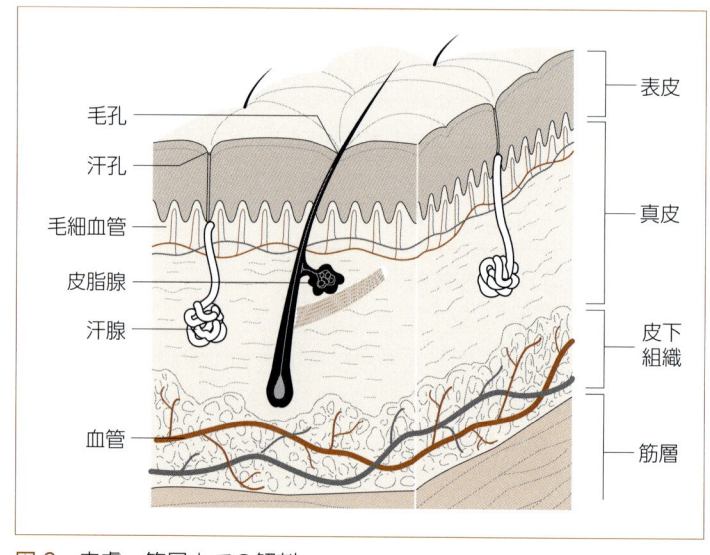

図2　皮膚〜筋層までの解剖

3 異物の評価

異物によるトラブルは，ER 医が訴訟を起こされる最も多い原因の一つと言われます．異物が残存していると，感染の原因になったり，痛みの原因になったりするからです．

病歴聴取（受傷機転や受傷した環境など）から異物の存在が疑われれば，見える範囲内で直接観察して異物があれば除去します．異物がなく，それでも患者が違和感を訴えれば画像検索をしましょう．0.5 mm 以上のガラス片であれば，90％は X 線で写りますが，木片などは X 線では写りません．異物が疑わしい場合は，エコーや CT にて積極的にチェックするほうが良いですね．患者に異物残存の可能性を伝えておくことも重要です．

症例 〈ER course 2〜創の局所評価〉

右膝の前面に約 10×10 cm 大の皮膚剝脱創あり，脂肪組織が露出していますが，筋膜の損傷はないようです．剝脱した皮膚は濃紫色を呈し，いかにも血行が悪そうです．明らかな異物はありませんでした．

合併損傷

創が小さくても受傷機転によっては意外と創が深い場合もあります．創の大小や見た目だけで判断せずに，必ず合併損傷の検索をしましょう．

合併損傷としては，血管，神経，腱・筋，関節，骨の 6 種類です．

1 血管の評価

皮膚血行の評価として，pin prick test，capillary refilling test などが有用です．他にもハイスコープによる観察や皮膚灌流圧（SPP）の測定などもありますが，実地臨床ではやや煩雑ですね．

2 神経の評価（図 3）

神経の評価では，神経の走行と支配領域を意識した診察が必要です．

特に注意しなければならないのは，顔面損傷における外傷性顔面神経麻痺，上肢損傷における正中・橈骨・尺骨神経麻痺，下肢損傷における腓骨神経麻痺です．それぞれの神経支配を意識しながらしっかり身体所見をとりましょう．

3 腱・筋の評価

損傷部位からある程度の腱・筋損傷は推察することが可能です．解剖を意識して一つ一つの腱がどのような働きをするか，どの指・関節を動かすのか意識しながら診察するとよいでしょう．しかし，すべての筋・腱の解剖が頭に入っているスーパードク

ERの創傷

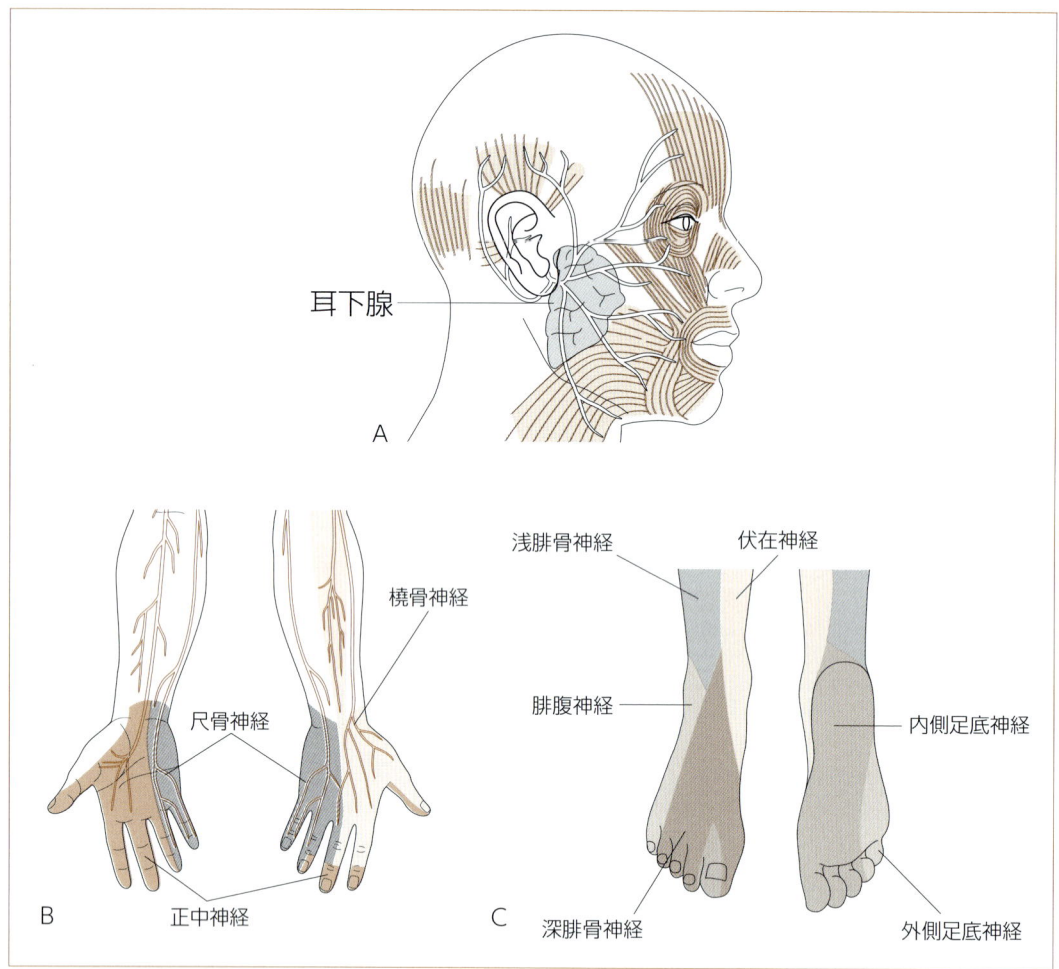

図3　各部の支配領域
A：耳下腺・顔面神経の走行
B：橈骨・尺骨・正中神経の走行と神経支配
C：腓骨神経

ターは少ないですよね？ 解剖学書を手元に置き，筋・腱を確認しながら創評価をすることをお勧めします．
　評価のポイントは，それぞれの関節を一つずつ動かしてもらうことです．例えば手であれば「手を握ってください」ではなく，DIP関節で，PIP関節で，というように，一関節ずつ動かして評価します．腱の不全断裂の場合は，見た目の運動自体は問題なく行えることが多いため，必ず抵抗を加えて，その力の評価までする必要があります．見た目の運動はOKだが抵抗を加えると力が弱く運動できないようであれば，腱の不全断裂の可能性があります．見た目に浅い傷でも，筋層まで達している，腱断裂を伴っている，ということは珍しくないので，創を深くまで観察することが重要です．

4 関節の評価

関節に近いところでの創であれば関節包が損傷しているかどうかの評価が必要です．関節包が開放していれば関節炎のリスクがあり，関節包の縫合が必要な場合もあります．

5 骨の評価

交通外傷など高エネルギー事故であれば，骨折の可能性は常に念頭に置きましょう．その創が実は開放骨折によるものだった…では後々問題になります．少なくとも創から上下1関節は診察して骨折の可能性が疑われれば，画像検索を追加して評価しましょう．

> **症例** 〈ER course 3〜合併損傷〉
> 　特に合併損傷なく，なんとか皮膚を寄せて縫合しました（細かい縫合方法は別稿に譲る）．
> 　さて診療録を記載しましょう．

診療録の記載

上記のように病歴聴取から始まり，自分でとった身体所見はきっちりカルテに記載します．これは，自分でフォローするにしても専門科にコンサルトして他の先生がフォローするにしても重要なことです．

初期対応での創がどのような状態であったのか，どのような処置をしたのか，合併損傷はどうであったのかが重要です．可能であれば，処置前後でデジカメ撮影しておくことも有用ですね．合併損傷に関しては，初療時には明らかでなく，後に判明することもあり，その場合いつの時点であったのかが問題になることがあります．初療の状態をしっかり記載しておくことが必要です．

最後になりますが，創傷の種類を言葉で表現するのはなかなか難しく，実際の臨床ではいくつかの創傷が混合している場合もあります．表2に創傷の分類を挙げましたので参考にしてください．言葉で表現しにくい所見は図を用いて記録することも有用です．

表2 創傷の分類

擦過創（傷）	摩擦などの外力で皮膚が削り取られた剥離創．表皮剥離創とは同じ意味ではなく，真皮以深に損傷が及んでいる．
挫創，挫滅創，挫傷	挫創は鈍的外力により圧挫されてできた皮膚と皮下組織の開放性損傷で，創縁は不規則で表皮剥離，皮膚剥脱，皮下出血，挫滅組織を伴う．損傷が高度な場合は挫滅創と呼ぶ．皮膚損傷がなく内部の軟部組織・筋肉が損傷したものは挫傷という．
裂創	皮膚が牽引や圧迫で伸展され，限界を超えた時に真皮層が引き裂かれてできた創．創縁は不規則だが周囲組織の挫滅，壊死は軽微．
刺創	包丁，ナイフなど鋭利なもので刺された創．
切創	包丁，ナイフなど鋭利なもので切った創．斜めに入った切創を弁状創という．
割創	斧や鉈（なた）など比較的鈍な鋭器により叩き切るような外力でできた創．
咬創（傷）	動物によって咬まれた創．
杙（よく）（杭（こう））創	先端が鈍的なものが体をつきやぶったり，深く刺さった創．
爆創	爆発，爆風などによってできた創．
轢（れき）創	車や電車の車輪にひかれてできた創．
皮膚剥脱創	牽引，圧迫，剪断力によって皮膚皮下組織と筋膜との連続性がなくなった創．

〈Case Conclusion～診療録の記載〉
#右膝皮膚剥脱創

・もともと杖歩行の78歳女性，午前9時頃絨毯につまずいて転倒し受傷．意識消失などの前兆はなかった．既往・服薬なし．
・右膝前面に約10×10 cm大の皮膚剥脱創を認め，脂肪組織が露出，剥脱した皮膚は血行不良を認める．明らかな神経損傷・腱損傷・関節包損傷・骨傷はなし．
・生理食塩水1Lで洗浄し，異物は認めなかった．4-0マクソンで5針皮下縫合，4-0ナイロンで15針単結節縫合した．
・破傷風トキソイドを筋注し，皮膚壊死に注意しながら外来フォローとする．患者，その家族に，異物残存の可能性，創治癒不良，感染のリスクを説明した．

＜参考文献＞
1) Tintinalli JE et al：Emergency Medicine：A Comprehensive Study Guide, 6th ed. Mc Graw Hill
   （Tintinalliの愛称で呼ばれるAmerican College of Emergency Physicians御用達のテキスト）
2) 佐々木健司，竹内正樹，磯野伸雄：急性創傷の分類と診断．形成外科 2008：**51**：S39-46
   （急性創傷の分類や診断に関し詳しく述べています）
3) Bullocks JM, Hsu P, Izaddoost S et al：Plastic Surgery Emergencies. Principles and Techniques. Stuttgart, Thieme, 2008
   （英文ですが，形成外科救急に関し平易に記載しています．ハンドブックで読みやすい）
4) Walls MH et al：Rosens Emergency Medicine：Concepts and Clinical Practice, 6th ed. St. Louis, Mosby, 2006
   （Rosenの愛称で呼ばれる，救急に関し最も詳しく記載のあるテキスト）

4 縫合前処置
正しい洗浄法と術野確保など

太田　孝志　*Koshi Ota*　湘南鎌倉総合病院　救急総合診療科

Key Note
- 洗わずして縫合することなかれ．
- 創洗浄は消毒液じゃないとダメなの！？いやいや，水道水でOKです．
- 創感染の予防には，どんなに丁寧な縫合よりも，十分な創洗浄につきます．

そもそも創は洗わないといけないの？

　その通りです．最も基本的かつ重要な創処置の一つが創洗浄です．
　創処置の目的の一つに感染を予防することが挙げられますが，感染予防で最も大切なのが創洗浄なのです！　形成外科医による丁寧な縫合でもなく，抗生剤の点滴・内服でもありません．その創が化膿するかしないかは，初期治療の段階で，いかに丁寧に洗浄するか，それにかかっていると言っても過言ではありません．

創洗浄液には何を使うの？

　学生さんや今の初期研修医には信じられないかもしれませんが，つい10年前まで，どこの施設でも開放創の洗浄にポビドンヨードや過酸化水素水といった，いわゆる消毒液を使用した洗浄を行っていました．特に本邦では創部に付着した細菌の増殖を防ぐために，このような消毒液が有効であると信じられてきた歴史があるからです．その後，創傷処置に関するさまざまなevidenceが得られて，開放創に対する消毒液の使用は正常組織の修復過程を阻害するため，好ましくないという考えに変化していきました．生理食塩水での洗浄が主流となり，ほとんどの創では水道水でも同様に十分な洗浄効果が得られることがわかってきました．水道水，蒸留水，冷ました熱湯，生理食塩水間で，洗浄における感染予防の点では有意な差がないと言われています[1]．

当院 ER における創洗浄では多くの医師が水道水を使用しています．ただし個人の好みで生理食塩水を使用する者もいる中，一部の医師にはポビドンヨードによるブラッシングを強く推奨する者もいる状況です．上級医ごとに，好みや言うことが違うので戸惑うこともあるかもしれませんが，新たな知見が得られたのはここ数年ですので仕方がないことです．創洗浄には消毒液は必要ない，というスタンスで良いと思います．欧米では「眼に入れてはならないものは創に入れるな」と言われています．

消毒液はいらない？

消毒液として代表的なポビドンヨード（イソジン®）は殺菌作用のあるヨウ素とその結合剤であるポビドンとの複合体です．使用後，複合体から徐々にヨウ素が放出されて作用するために，組織への刺激が少なくなっています．グラム陽性菌と陰性菌の両者に有効であり，芽胞に対しても作用してくれます．先述したように創傷治癒過程を阻害するため，処置前の手指洗浄や手術前の創のない健常皮膚への使用に限定すべきだとされています．クロルヘキシジン（ヒビテン®）はグラム陽性菌に殺菌作用を有しており，グラム陰性菌に関してはポビドンヨードよりは殺菌作用が劣っています．比較的人体への毒性が低く，繰り返し使用することで細菌増殖を抑える作用が増加するために手指消毒に適しています．人体への毒性が低いといってもやはり創内の洗浄時には使用すべきではないでしょう．

創洗浄の前に

術者の感染予防のため，手袋やゴーグルなど標準的予防策をとることは言うまでもありませんね．素手で洗っている医師をもし見かけたら注意しましょう．また洗浄は決して心地よいものではなく，痛みを伴うことも多いため，積極的に麻酔を行います．効果的な洗浄を行うためにも鎮痛は重要ですね．

また，痛みを伴う手技を行うとき，患者の体勢は仰臥位が基本です．座位で洗っているうちに血管迷走神経反射を起こし転倒して頭部打撲した，なんてことがないようにしましょう．

術野確保

術野確保に失敗した症例を提示します．

> **症例**　患者：60歳代，男性
> 　酒に酔って路上で転倒し，頭頂部に挫創を認め救急搬送された．出血はガーゼ圧迫により治まっているが，ガーゼを外すと静脈性出血が持続する状態．そのうえ患者は興奮しており「おーい，早くしろ！」と怒鳴りはじめた．担当医は，静脈性出血で視野が悪いうえに，髪の毛が邪魔をして創評価がおろそかになった…でもうるさい酔っぱらいの処置を早く終えたかったため，とりあえず水道水で洗って縫合した．しかし翌日には創離解が起こり，膿流出を認めた．抜糸し創を再評価したところ，創内に多数の小石を認めた．

　この症例の創感染は術野確保が困難で，それに伴い創洗浄が不十分であったことが原因と言えるでしょう．四肢や体幹の洗浄なら術野確保に苦労することはなくても頭皮などの発毛部位は困ることも多いですね．髪の毛が邪魔をして創が評価できない場合はどうしたらよいでしょうか？　昔は（今も？）手術前処置としてカミソリによる剃毛が行われてきましたが，剃毛により皮膚に小さな損傷が生じ，感染を起こすリスクを上げる[5]と言われているため，剃毛は勧められません．どうしても毛の処理をしないといけないのなら，邪魔にならない程度に短くカットするのがよいでしょう．

　人体で，絶対に剃ってはいけない場所は…？　その通り，眉毛部です！！　眉毛の成長速度は個人差が大きく，眉毛部近くの創では剃ることや，短く切ることで，縫合後不規則に眉毛が生え，元の眉毛の形に戻る保証はないと言われています．絶対に切ったり剃ったりしてはいけません！！

　創内の出血はガーゼなどで圧迫止血します．動脈性の出血でも，よほどでない限りは，この圧迫止血で十分コントロールできます．局所圧迫によってコントロールできない外出血に限り，駆血帯などを使用しますが，駆血帯は血流を完全に遮断し，組織への血流がストップしてしまいます．出血が止まって視野は良くなりますが，虚血による有害事象も生じるために可能な限り短時間にしてください．動脈性の出血でコントロール不良な場合，直視下に鉗子での止血操作を行うことがあります．この際，動脈を挫滅してしまい伴走する神経や靭帯を損傷する危険があるため注意が必要です．盲目的に鉗子で止血を試みるのは避けるべきです．

創洗浄の実際

　施設によって方法はさまざまだと思いますが，当院では水道水を入れた容器，または生理食塩水の容器に孔を開けて洗浄しています（図1）[6]．洗浄の目的は感染予防と前述しましたが，創周囲の汚染や血液も十分洗い，創内の異物を洗い流します．創内組織に異物（砂利など）が残存していれば，直視下に異物を鑷子で除去し，滅菌された軟らかい歯ブラシなどでブラッシングを行います（図2）．異物が残ると将来的に刺青のような痕が残り，また創感染の原因になるからです．十分にブラッシングすることが肝要ですが，ブラッシングにより正常組織も損傷するため，あくまでも創を

ERの創傷

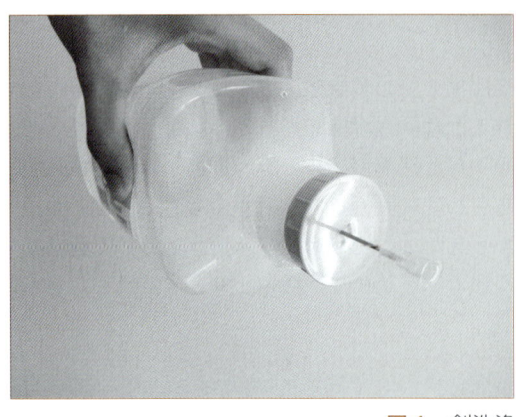

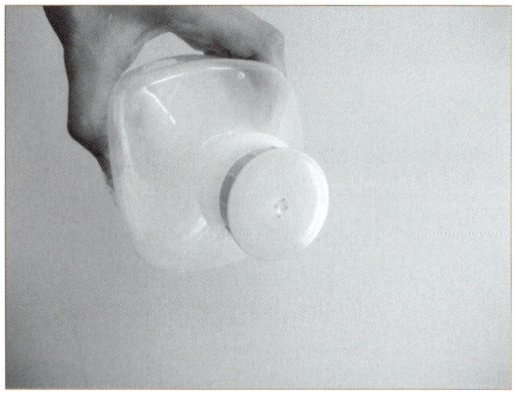

図1　創洗浄に用いる容器

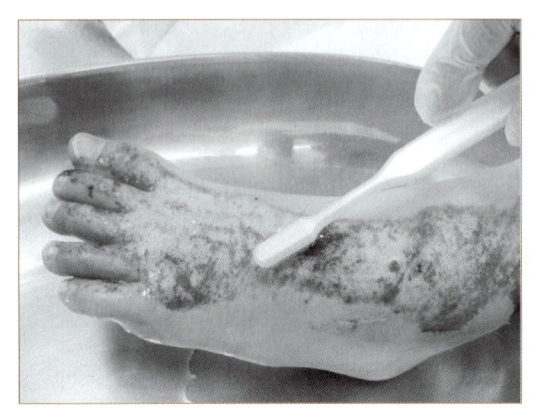

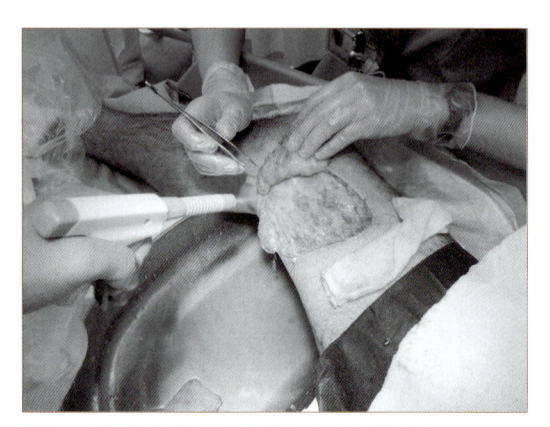

図2　創内のブラッシング　　　図3　創洗浄ならびに鑷子による異物除去

　　評価した後に，洗浄でも異物が取れない場合に愛護的にブラッシングするのがよいでしょう．当院では清潔なスプレー器具を使用して洗浄することもよく行っていますが，便利な方法ですのでお勧めです（図3）．
　　汚染が強い場合，また大きな創の場合はブラッシングでは対応できません．高圧パルス洗浄器を使用することもありますが，ERで使用できる施設は限られているのではないでしょうか．高圧パルス洗浄器は正常組織の損傷をきたすことがあるため，適応は汚染の強い創に限るべきです．

どれくらい洗えばいいの？

　　洗浄の使用液量について明らかなevidenceはなく，前述したように異物が十分洗い流されるまでは持続すべきです．汚染が強ければ1～2 l 程度，浅い創で汚染が軽度であれば100～250 ml程度などが現実的な量でしょう．
　　ちなみに，開放骨折時の洗浄については，Gustilo分類に応じて対応します（表1）．

表 1 Gustilo 分類

Grade Ⅰ
　開放創が 1 cm 以下で汚染を認めない
Grade Ⅱ
　開放創は 1 cm を超えるが，広範囲の軟部組織損傷や剥皮創を伴わないもの
Grade Ⅲ-A
　広範囲の軟部組織損傷にもかかわらず，骨折部が十分な軟部組織により被覆できるものや，開放創の大きさにかかわらず高エネルギー外傷により生じた開放骨折
Grade Ⅲ-B
　骨膜剥離や骨露出を伴う広範囲の軟部組織損傷合併例で，通常，高度の創汚染を伴う
Grade Ⅲ-C
　修復を必要とする動脈損傷を伴う開放骨折

　Gustilo Ⅰ型は 3 l，Ⅱ型には 6 l，Ⅲ型には 9 l の洗浄液使用が推奨されています[2]．

どの程度の圧で洗うの？

　洗浄時の圧などは個人の好みもあると思いますが，感染率を低下させるためにはある程度の圧が必要と言われています．5〜8 psi で最も感染が低くなるという報告が多いようですが，成書では少なくとも 7 psi の圧が必要とされています[4]．7 psi の圧は概算すると 1 平方センチメートルあたりに 500 g の力が加わるということです．結構な圧ですよね．7 psi の圧を得るには 19 ゲージの針と 30 ml のシリンジが適しています．

最後に

　創感染や異物による美容的問題を予防する最も大切な手技が洗浄です．**洗わずして縫合することなかれ！** と，心に刻み込んでおきましょう．

＜参考文献＞
1）Fernandez R, Griffiths R：Water for wound cleansing. Cochrane Database Syst Rev. 2008 Jan 23；(1)：CD003861
2）Anglen JO：Wound irrigation in musculoskeletal injury. J Am Acad Orthop Surg 2001；**9**：219-226
3）Adam J. Singer, Judd E. Hollander：Lacerations and Acute Wounds, An Evidence-Based Guide. F. A. Davis Company, 2003
4）Alexander T. Trott MD：Wounds and Lacerations, Emergency Care and Closure, 4th edition. Saunders, 2012
5）Tang K, Yeh JS, Sgouros S：The Influence of hair shave on the infection rate in neurosurgery. A prospective study. Pediatr Neurosurg 2001；**35**：13-17
6）Valente JH, Forti RJ, Freundlich LF et al：Wound irrigation in children：saline solution or tap water? Ann Emerg Med 2003；**41**：609-616
7）大泉 旭ほか：開放骨折の軟部組織損傷の違いによる治療．開放骨折の治療—最近の考え方．整形・災害外科 2008；**51**：1665-1672

5

デブリードマンの適応と方法

田口 瑞希　*Mizuki Taguchi*　茅ヶ崎徳洲会総合病院　救急総合診療部

デブリードマンとは？

　デブリードマン（独：Debridement）とは，感染，壊死組織を除去し創を清浄化することで他の組織への影響を防ぐ外科処置のことです．略して「デブリ」，あるいはデブリードメントとも呼ばれます．感染，壊死組織は正常な肉芽組織の成長の妨げとなるため，デブリードマンは創傷外科治癒の原則です．ここでは，そのデブリードマンの適応と種類，方法をお話ししていきたいと思います．

1 適応
・洗浄のみでは創の清浄化が図れない汚染の激しい創．
・すでに壊死している，もしくは壊死することが予想される血行障害の著しい創．
　ただし，一般的には主要な神経，血管，腱に対するデブリードマンは禁忌となります．
　さらに，顔面の創では極力デブリードマンは避ける，もしくは最小限にとどめる必要があります（美容的観点から，できるだけ現状復帰に努めるようにします）．

2 種類
・外科的デブリードマン：メスやハサミを用いて創の異物，壊死組織を切除する．
・化学的デブリードマン：外用剤を用いて創の異物，壊死組織を溶解させる．
・保存的デブリードマン：特殊な素材に創の異物，壊死組織を吸収させる．

3 方法
1．創を十分に観察
　創の深さ・広さ・汚染の具合・血管・神経・骨の露出の有無などを観察します．観察する際に疼痛があるようなら，局所麻酔後に，創内を丹念に観察します（観察した内容については，診療録に詳細に記録しておくことを忘れずに）．

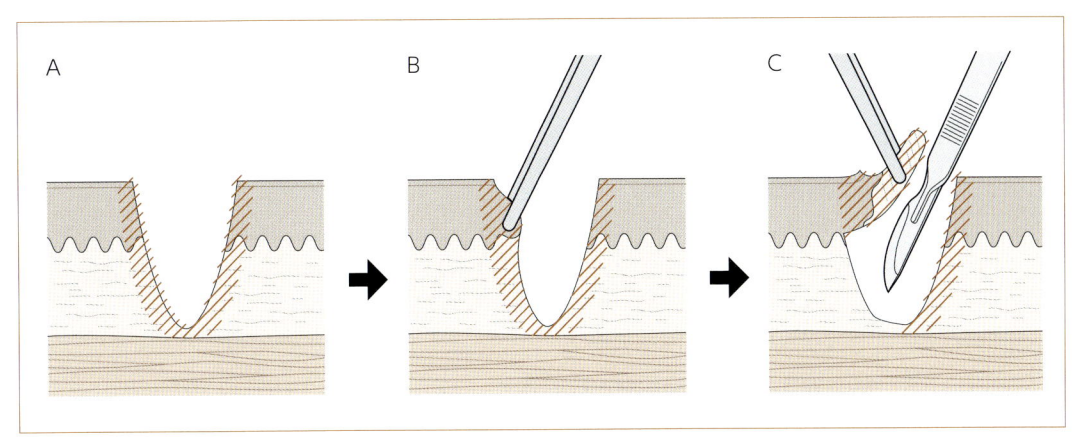

図1　メスを用いたデブリードマン
A：創の深さ，広さ，汚染の具合，血管・神経・骨の露出の有無を観察する．
B：汚染された組織を軽く鑷子で把持する．
C：浅い層からメスで鋭的に汚染された組織を切除していく．
神経，腱，血管などの重要な機能を持つ組織は，極力切除しない．

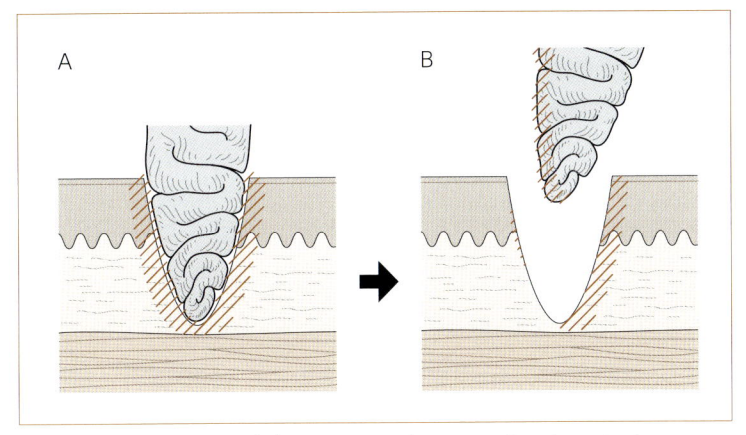

図2　ガーゼを用いたデブリードマン（wet-to-dry dressing）
A：生理食塩水に浸したガーゼで創面を覆う．
B：汚染組織の付着したガーゼを12〜24時間ごとに交換する．

2．患者への説明

　創の汚染や虚血が激しいことを説明し，創の清浄化のためにデブリードマンの必要性があることと，それに伴い創が今よりも大きくなる可能性があること，それでも感染や壊死の可能性がゼロではないことを十分に説明しておきます．

3．デブリードマンの施行（図1）

　創を十分に広げて視野を確保した状態で，汚染組織・壊死組織を鋭的に切除します．切離線がずれないように鑷子などで壊死組織を軽く把持して主要な血管や神経・腱などを損傷しないように注意深く切除していきます．原則として皮膚はメスを使用しま

すが，皮下組織はハサミでもかまいません．決して，視野の確保できていない組織を乱暴に切除してはいけません．出血や機能障害をきたす可能性があります．デブリードマンによって新鮮化された組織は軽く出血しますが，圧迫止血のみで対応できます．

4．創の再確認と洗浄
　汚染組織や壊死組織の残存がないことをもう一度確認し，創内を生理食塩水で十分に洗浄します．この際もやみくもに洗浄するのではなく，創をしっかり展開し，十分に洗浄してください．

5．創の閉鎖もしくは開放創として終了
　十分に創の清浄化が図れていると判断できれば，創を閉創します．デブリードマンで創の清浄化が十分に図れない汚染創の場合には開放創としてガーゼを用いてデブリードマンを行ったり（図2），血流が怪しい場合は創が乾燥しないように被覆して翌日に再びデブリードマンをすることもあります．

　※骨・腱が露出した状態で開放創にはしません．

6．抗菌薬投与，破傷風予防を考慮
　創の汚染度に合わせて抗菌薬の投与や，破傷風に対する免疫があるかどうかで破傷風予防について考慮します（「15．処置後の薬物投与」参照）．

6

縫合法 その1：使用機材について
角針と丸針，縫合糸，持針器，鑷子，二双鉤

隅田　靖之　*Yasuyuki Sumida*　京都府立与謝の海病院　救急科

Key Note
- 創に応じた器具を準備しよう．
- 器具の特徴を理解し活用しよう．

角針と丸針

　縫合針にはその針先の形状により角針と丸針があります．一般に皮膚などの比較的硬く裂けにくい組織では角針が用いられます．丸針は外科手術の血管，腸管，実質臓器などで使われます．また針元の形状には糸を通す穴のあるものと，糸と一体になった無傷針があり，後者にはさらに一定以上の力で引くと糸が外れるタイプと外れないタイプがあります．救急での皮膚縫合には皮膚への損傷が少ない無傷針が推奨されています．

　図1に角針（cutting needle）と丸針（tapered needle）を示します．通常製品のパッケージには図2のように，針先の形状を角針は▽，丸針は○で示されています．縫合針には直針と彎曲針があり，直針は外科手術の腸管吻合や整形外科の腱縫合などで使用されます．彎曲針は彎曲の程度によって弱彎（円の3/8），強彎（円の1/2），強強彎（円の5/8）などがあります（図3, 4）．ERでは皮膚縫合が多いため角針を用い，彎曲は縫合する部位にもよりますが強彎を使うことがほとんどです．

縫合糸

　縫合糸は①生体内変化，②素材，③形状の3点によって下記のように分類することができます．最後に④縫合糸の一覧表を示します．

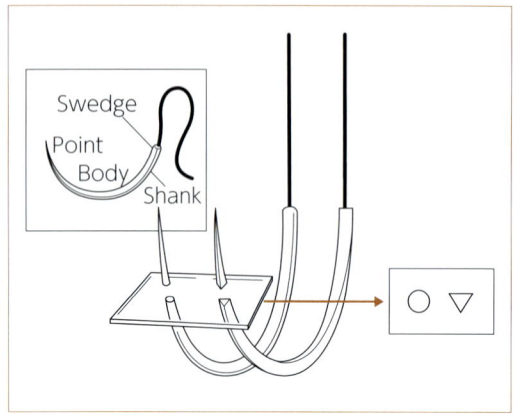

図1 丸針（左）と角針（右）

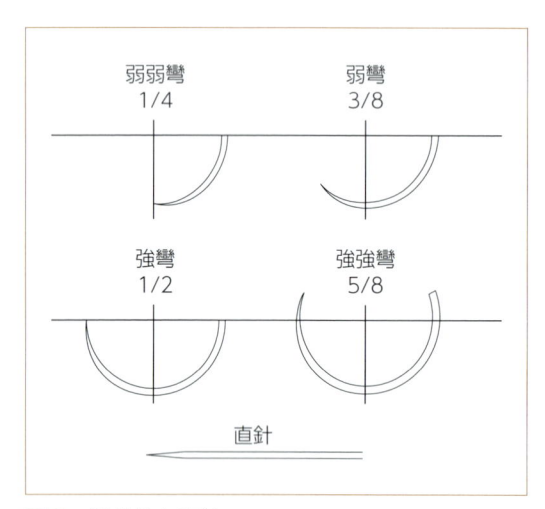

図2 製品パッケージ

図3 彎曲針と直針

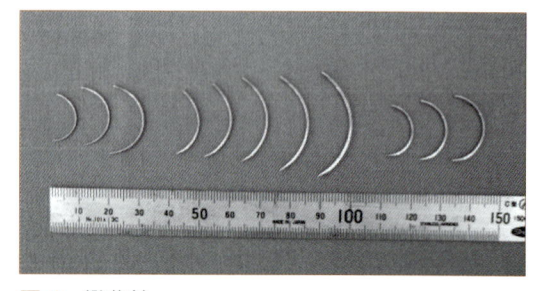

図4 彎曲針
左から順に，丸針強彎（1/2 彎曲）が小さい順に3種類，角針弱彎（3/8 彎曲）が同様に5種類，角針強彎（1/2 彎曲）が3種類.

1 生体内変化による分類：吸収性縫合糸と非吸収性縫合糸

マクロファージが異物と認識して貪食するかしないかの違いです．絹糸は「異物だと認識しているけれど分解できない（から残る）」，PDSやバイクリルは「異物だと認識して実際に分解できる」，ナイロン糸は「異物だと認識しない」ということです．

胆管や尿管のように糸が残っているとそれを核に結石を作る危険性があるところでは，吸収糸を選んだほうがよいです．逆に，形成外科の真皮縫合のように「長く真皮に残り，手術痕が広がらないようにしたい」という場合は，組織反応性の少ない非吸収糸であるナイロン糸を使います．

2 素材：天然と合成

絹糸は蚕から作られた糸で，カットグットは羊の小腸漿膜を糸にしたものです．これらは「天然」素材によるものです．それに対して「合成」糸は石油（原油）から化

表1 縫合糸の一覧表

素材	生体内変化	形状	材質	製品名
天然	非吸収	ブレイド	シルク（絹糸）	
	吸収	モノフィラメント	羊腸，牛腸*	
合成	非吸収	モノフィラメント	ナイロン ポリプロピレン スチール	プロリーン®
		ブレイド	ナイロン ポリエステル	
	吸収	モノフィラメント	ポリディオキサノン ポリグリカプロン25	PDS Ⅱ® モノクリル®
		ブレイド	ポリグラクチン910	バイクリル® バイクリルラピッド®

* 2000年末に日本国内において販売中止

学的に合成されたものです．両者の違いは，人体組織との組織反応性にあります．「天然」素材糸は現在絹糸しかありませんが，人体にとっては異種蛋白であり，組織反応性は非常に強いです．一方の「合成」糸は，ナイロンやプロリン糸のように組織反応性がほとんどないものもある一方，「合成吸収糸」のように組織反応性を持つものもあります（糸が吸収される過程で炎症反応が必ず起こる）．

3 形状：モノフィラメントとブレイド（編み糸）

　モノフィラメントは1本の繊維だけでできていますが，一方でブレイド（編み糸）は細い繊維が多数撚り合わさってできています．この違いが「糸のほどけにくさ」と「糸の強度」に関与してきます．例えば，「絹糸は結びやすく結節がほどけにくいけれど，強く引っ張るとすぐに切れる」とか，「ナイロン糸は結びにくく，結節もほどけやすいが，引っ張ってもなかなか切れない」ということがあります．

　さらに創感染率にも違いがあり，一般的にブレイド（編み糸）よりモノフィラメントは感染率が低いです．これはブレイド（編み糸）の繊維と繊維の間に細菌が入り込んでしまうという理由と，さらに絹糸の場合は繊維の蛋白質自体が細菌の栄養源になっているということが言われています．

4 縫合糸の一覧表（表1）

　これらの種類の縫合糸を創の場所によって使い分けるのですが，手術場で行われる外科手術ほどERでの創縫合は糸の使い分けを要求されることは少ないです．ER診療では上述した感染と組織反応の問題から皮膚縫合には**モノフィラメントの合成糸を推奨します**．

　筆者は以下の3パターンでほとんど対応しています．

1．顔面以外の四肢，体幹の切創

　皮膚縫合には4-0ナイロンまたは5-0ナイロンを用います．皮膚縫合だけでは創縁にかかる緊張が強く縫合が難しい時は皮下縫合または真皮縫合で緊張を分散させることも考慮します．その際はモノフィラメントの合成糸，例えば4-0白ナイロンまたは4-0 PDSなどを使います．

2．顔面の創

　皮膚縫合には5-0より細いナイロンを用います．縫合の前に①顔面骨の骨折，②眼窩底骨折（眼窩吹き抜け骨折），③眼球・涙小管・眼瞼挙筋の損傷，④顔面神経の損傷，⑤耳下腺・耳下腺管の損傷などを確認する必要があります（図5, 6）．

　顔面の縫合はなるべく瘢痕が残らないよう一次癒合を目標とします．創の隙間がないようにまた強く結紮しすぎて痕が残らないように「創縁を元通りに合わせる」という感覚で縫合することが大切です．顔面ではマットレス縫合は糸を強く締めてしまい，糸の痕が残ってしまうので整容的に禁忌です．縫合のコツですが，瘢痕をなるべく残さないよう創縁を正確に合わせるためには，縫合の取り幅（バイト）を大きくして糸を強く結紮すると糸の痕が残りやすいためバイトを小さくするとよいでしょう．その際は深く縫合できないため創縁の止血を確認する必要がありますが，たいていは圧迫で止血可能です．圧迫で不十分な時はバイポーラなどの電気メスで止血してもよいのですが，皮膚表面に熱傷を作らないように気をつける必要があります．また抜糸についても縫合の痕が残らないよう3～5日以内にすべきと言われています．最近，抜糸のための再診の必要がないよう，顔面の縫合をポリグラクチン910（バイクリルラピッド®）などの吸収糸（生体内抗張力保持期間は5日で50％，10～14日で0％）を使うという報告もあります[8]．小児の縫合では抜糸にも手間がかかるため特に有用であるとする報告もあります．

　皮膚縫合だけでは創にかかる緊張が強い場合は四肢体幹の創部と同じく皮下縫合または真皮縫合を追加することもあります．ただし，その実施にあたっては形成外科医に相談することが望ましいです．皮膚の薄い眼瞼や耳介あるいは鼻尖部などは原則として真皮縫合は行いません．

　最後に口唇や眼球などに近い創では粗雑な縫合で顔面の変形をきたす可能性もあるので，若年女性などニーズの高い患者の場合で縫合に自信がない時は形成外科医に紹介するべきでしょう．夜間はsteri-stripを用いて簡易的に創を寄せておくか，生食をひたしたガーゼをあてるか軟膏を塗付するかして翌日形成外科を受診してもらいます．創が大きい場合は簡易的に皮膚縫合を行って翌日来てもらいましょう．

3．被髪頭部の切創

　頭髪は必ずしも切る必要はありませんが，筆者は縫合の際に創内に頭髪が入ってしまうなど，頭髪で縫合に差支えがある場合に限り患者に断って切っています．比較的深い創で単結節縫合のみで縫合する場合は1-0や2-0の太めのナイロン糸で縫合しています．skin-staplerは簡便であり頭髪を気にする必要が少なく，頭皮の縫合には第1選択となっています．特に縫合の安静が保持できない小児や認知症のある高齢者で

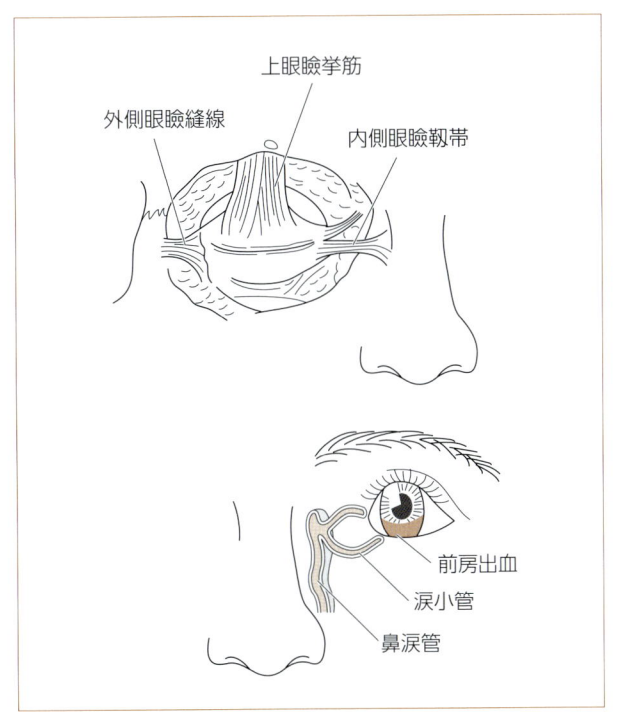

図5 眼周囲の外傷の際に注意すべきポイント

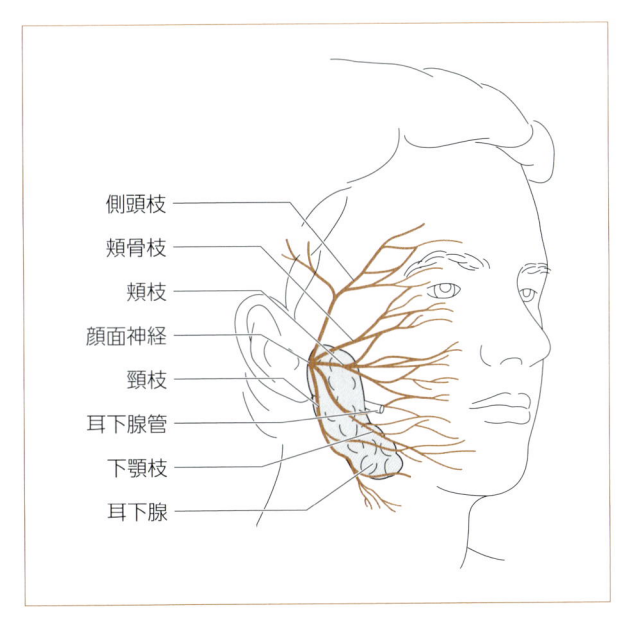

図6 耳下腺と顔面神経

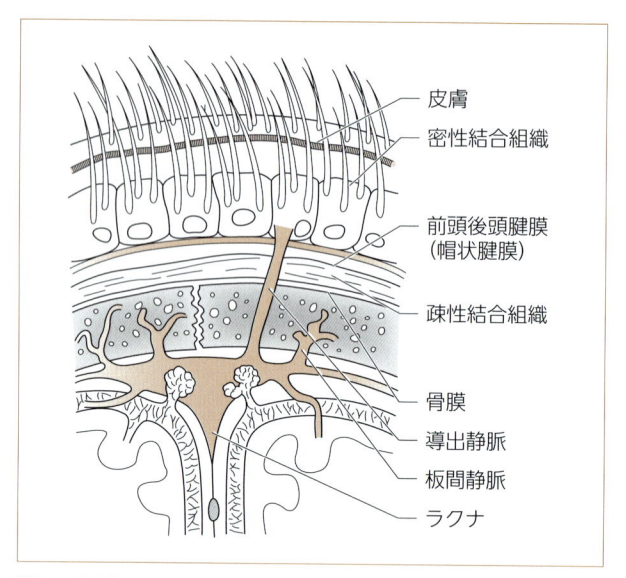

図7 頭蓋骨の断面像

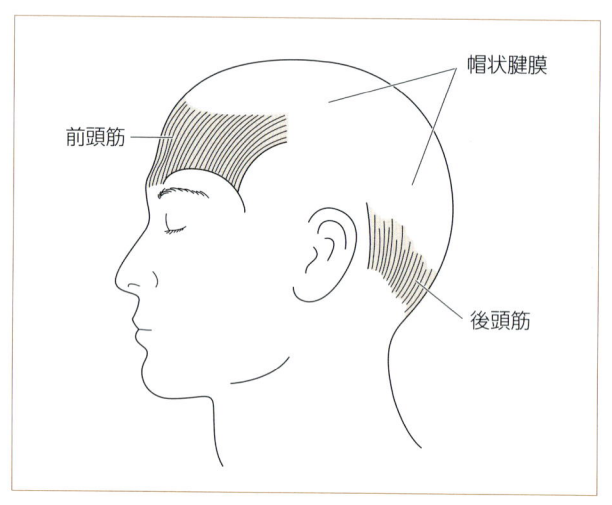

図8 帽状腱膜の側面像：前方は前頭筋に後方は後頭筋に移行する

はskin-staplerを考慮します．しかし，staplerは縫合後も痛みが残るため，筆者は縫合糸による縫合を勧めます．特に後頭部にskin-staplerを使うと，就寝時仰臥位になるとskin-staplerで創が圧迫され痛みの原因になるため，この部位での使用は避けたほうがよいでしょう．ただし真皮に存在する毛根への損傷が少ないのは縫合糸ではなくskin-staplerであることは知っておくとよいでしょう．

頭部は顔面と同じく血流の多い部位のため止血の確認は重要です．特に帽状腱膜と骨膜の間の結合組織に動静脈の血管があり（図7），頭部の裂傷で出血が多い時はこの層の血管が損傷していることが多く，頭部裂傷のみで出血性ショックをきたす症例

表 2　吸収縫合糸の一覧表

縫合糸	形状	生体内抗張力保持期間*	吸収期間*
ポリディオキサノン (PDS II®)	モノフィラメント	4 週間：50%，6 週間：25%	約 180 日
ポリグリカプロン 25 (モノクリル®)	モノフィラメント	1 週間：60%，2 週間：30%	約 90〜120 日
ポリグリコネート (マクソン®)	モノフィラメント	28 日：70%，56 日：13%	約 90〜110 日
ポリグラクチン 910 (バイクリル®)	ブレイド	2 週間：65%，3 週間：40%	約 56〜72 日
ポリグラクチン 910 (バイクリルラピッド®)	ブレイド	5 日間：50%，2 週間：0%	約 42 日

* in vivo

もあります．血管を結紮するなどして止血を確認すべきですが，止血が難しい場合は上級医や専門医の協力を仰ぐべきでしょう．

　また頭皮でも創が深く骨膜まで到達している時は創にかかる緊張緩和のため帽状腱膜を縫合しておくほうがよいです．帽状腱膜は前頭部では前頭筋に移行しており（図8），前頭部での水平性の断裂を放置すると整容的な問題を残す可能性があります．また放置しておくと死腔となって感染の温床になる可能性もあるため帽状腱膜は縫合すべきです．帽状腱膜の縫合には 3-0 白ナイロン® や 3-0PDS® を選択します．

　＊参考として吸収縫合糸の一覧表（表2）を示すので興味のある人は参考にしてください．

持針器（図 9, 10）

　持針器には鉗子と同じように持つ Hegar 型（図9）と持ち手がグリップタイプになっている Mathieu 型（図 10）の 2 種類があります．使い分けには個人の好みもあり種類も豊富なため一概には言えませんが，Mathieu 型は大きめの縫合針を把持する持針器で Hegar 型は比較的繊細な操作に向いた作りになっています．おのおの丸針用は縫合針の把持面にダイヤモンドチップが施され組織にかける際に縫合針がずれることなく確実に把持できるようになっています．角針用と見分けがつくように持ち手が金色にコーティングされています．

　使い方ですが，針先とスウェッジ部分（針の根元）の損傷を避けるため，体部（スウェッジから 1/3 ぐらいの場所）を持針器の先端で把持し，持針器と針の長軸方向が垂直になるようにします．皮膚縫合など細かい操作の際は，輪には針の付け替えの時以外は指を通さず，図 11A のように持針器の先端近くを持つとよいでしょう．

ERの創傷

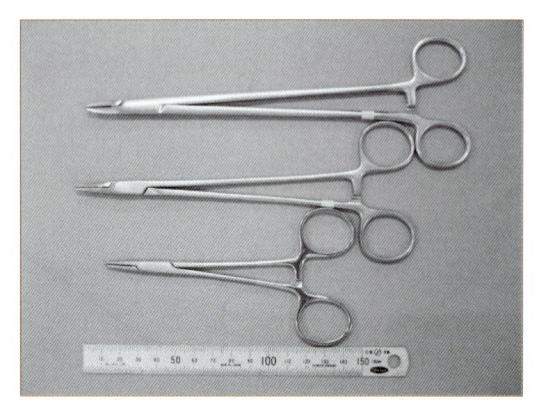

図9 持針器（Hegar型）

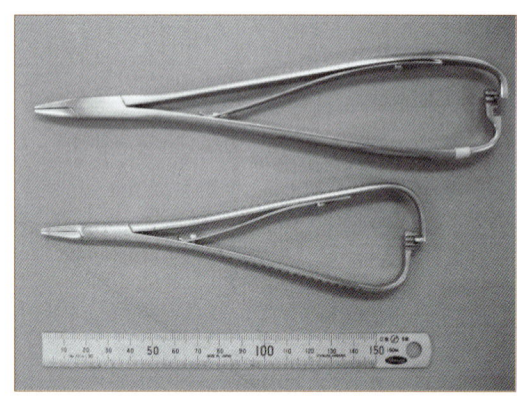

図10 持針器（Mathieu型）

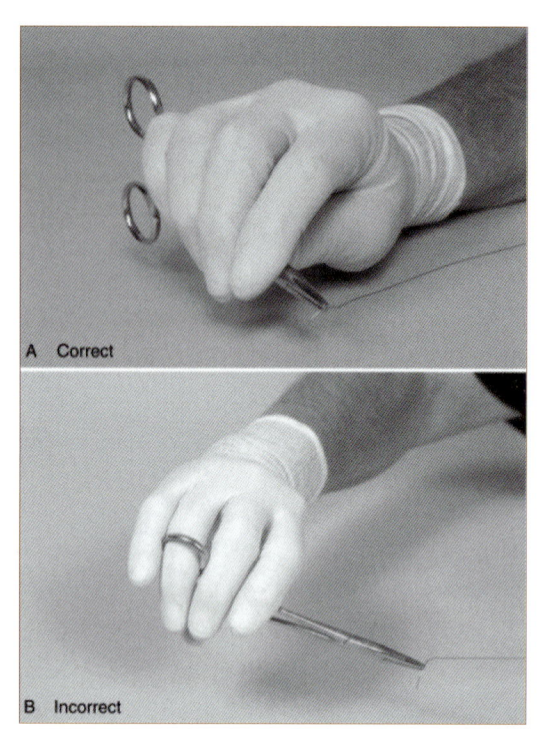

図11 持針器の持ち方
Aのように指を持針器の穴に通さず先の方を把持することで皮膚縫合などの細かい操作に対応できる．

鑷子（図12〜15）

　鑷子は組織への挫滅が少なく把持力が強いことが必要とされます．種類は無数にあり，用途に合わせて使い慣れておくことがよいですが，ERでの創縫合には比較的小さい鑷子を使うことが多いです．持ち方は図14Aのようにペンホルダー式に把持します．中でもアドソン鈎（図15下段，図17上段）は鑷子の持ち手部分に比べて先端部分（組織把持面）が極端に細くなっており，組織をピンポイントで把持できるため小さい創の縫合に向いた作りになっています．筆者は複雑な創でないなら組織の挫滅を減らすためにスキンフック（図15上段）を用いることを勧めます．スキンフックは柄の部分をペンホルダー式に把持し，フック状の鈎を皮膚や皮下に引っ掛けて牽引するためのハンドタイプの単鈎で，小さな切開創の表層の手術に使用するものです．

　鑷子の種類には先端に鈎のついた有鈎鑷子（図12, 13, 15）と鈎がない無鈎鑷子（図16, 17）があります．有鈎鑷子は「鈎ピン」と呼ばれることもあり，先端の鈎は3〜9爪まであります（図13）．主に皮膚，皮下組織，筋層などの硬い組織を把持するた

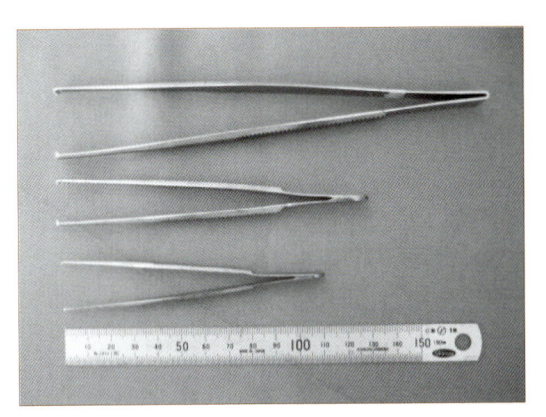

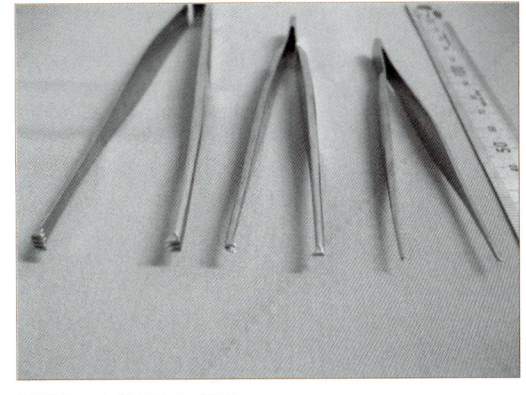

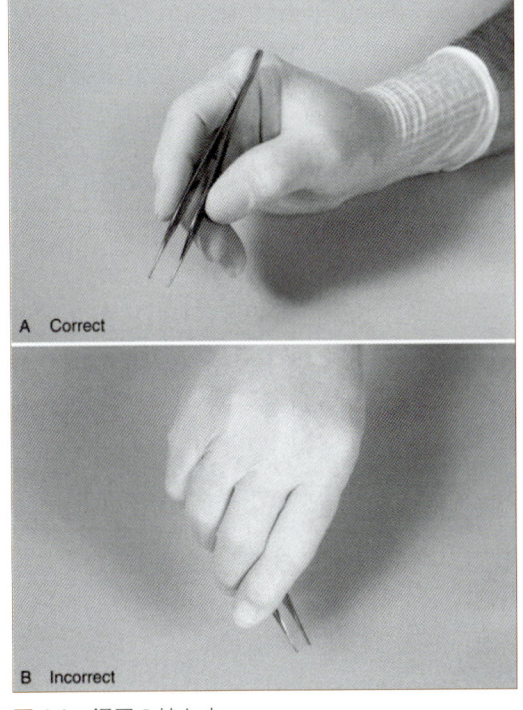

6 縫合法 その1：使用機材について

図12 有鈎鑷子

図13 有鈎鑷子（鈎）

A Correct

B Incorrect

図14 鑷子の持ち方

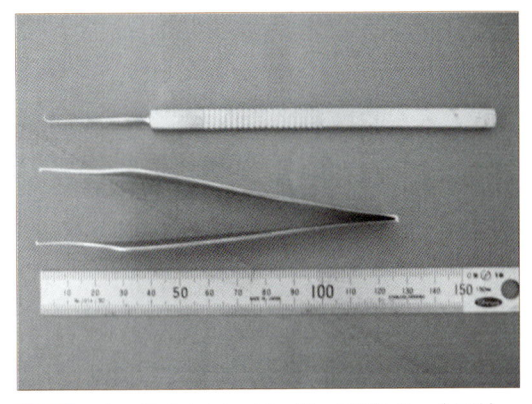

図15 上：スキンフック，下：アドソン（有鈎）

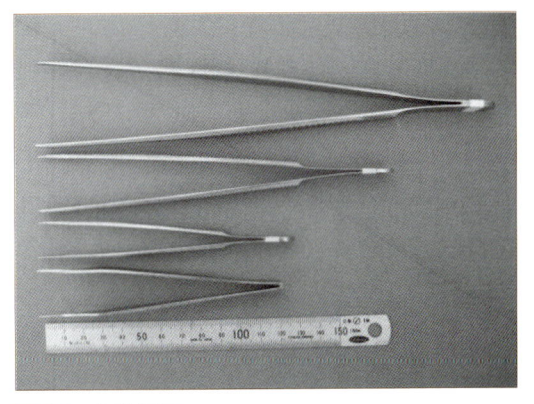

図16 無鈎鑷子

45

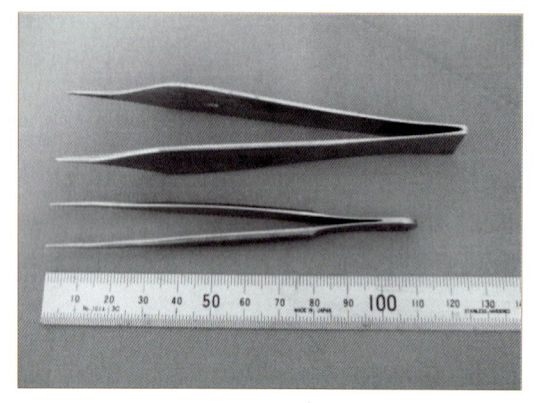

図17　上：アドソン（有鉤），下：無鉤鑷子（小）

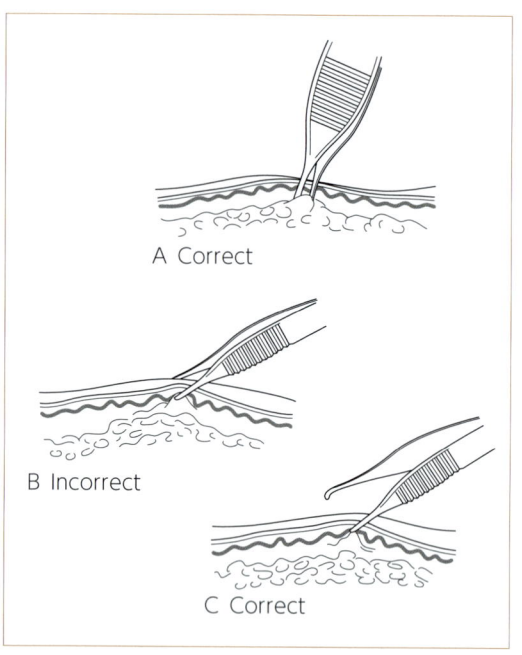

図18　鑷子を用いた表皮、皮下組織の把持または牽引の仕方

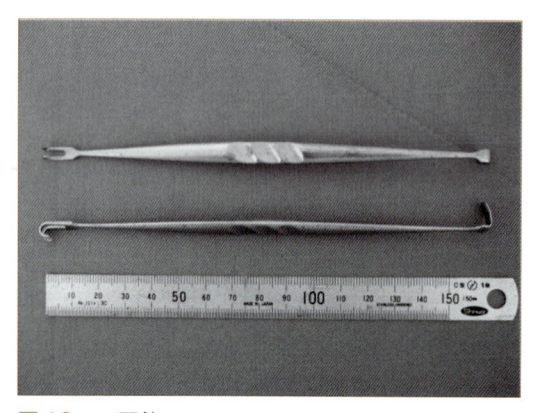

図19　二双鉤

めの鑷子で，柔らかい組織を把持すると鉤がかみ合って組織が挫滅してしまいます．有鉤鑷子を使用する際は図18のように表皮は把持せず鉤の部分で牽引すれば組織損傷は減らせます．一方で無鉤鑷子には鉤はありませんが，組織が滑り落ちずに把持できるように横溝がついています．

二双鉤（図19）

　皮膚切開創で皮下組織まで損傷が及ぶ深い創の際に，皮膚と皮下組織を牽引して視野を確保するための鉤です．鉤の先端部分が丸く鈍状な「鈍鉤」と鋭状の「鋭鉤」とがあります．フック状の鉤が2つ付いている二股のものが二双鉤，1つのものが単鉤です．

まとめ

　救急室で使用する機材は手術室で行われる手術に比べて使用するものが限られています．基本的な使い方を理解し創部の状態に合わせて自分で選べるようにしましょう．
　時には複雑な創に遭遇すると思いますが，難しいと感じたら上級医や形成外科医などの専門医に相談し，自分よりうまい人の処置を学んでいく方法が成長しやすいと思います．

<参考文献>
1) 林　直輝：鉗子・鑷子の種類とその使い方．安全確実に行うための縫合・吻合法のすべて．外科治療 2003；**88**（増刊）：7-16
2) Judith E Tintinalli, Gabor D Kelen, J Stephan Stapczynski：Emergency Medicine-A Comprehensive Study Guide, sixth edition, p292-298, 2003
3) ETHICON PRODUCTS CATALOG, 2007 年発行．ジョンソン・エンド・ジョンソン株式会社
4) 石橋まゆみ：手術室の器械・器具—伝えたい先輩ナースのチエとワザ．Ope Nursing（春季増刊）．メディカ出版，東京，2008
5) 高橋愛樹：小手術の手技のポイント．救急医学 1997；**21**：160-161
6) 林　寛之：ER の裏技　極上救急のレシピ集．シービーアール，東京，2009
7) Alexander T. Trot MD：Wound and Lacerations：Emergency Care and Closure 4th edition, Saunders, 2012
8) Forsch RT：Essentials for skin laceration repair. Am Fam Physician 2008；**78**：945-951

7

縫合法 その2
単結節，垂直・水平マットレス，二層縫合など 各種縫合法の解説と使い分け

谷川　徹也　*Tetsuya Tanikawa*　湘南鎌倉総合病院　救急総合診療科

Key Note
- 縫合の目的は，感染などの合併症を防ぎ，機能を回復させ，瘢痕化を最小限にすることである．
- 表皮・真皮・皮下組織の3層を意識して縫合することが重要である．
- 各種縫合法の利点，欠点について理解する．

症例提示

あなたは外科ローテート中の研修医1年目です．午前2時，眠い目をこすって救急当直をしているとき，救急車で患者が運ばれてきました．

症例

患者：57歳，男性

自転車で走っているときに段差に車輪を取られ転倒，石にぶつかり左大腿を切ってしまったとのことである．

診察してみると左大腿から膝にかけて10 cmほどの脂肪組織に及ぶ深い挫滅創を認めた．細い動脈が一本切れているようで，圧迫しても出血が止まらなかった．焦ったあなたは局所麻酔をかけた後，生理食塩水で洗浄し，血液が溢れて視野が悪い中4-0ナイロン糸で10針単純結節縫合して創部を閉鎖した．創部を閉鎖したところ出血は止まった．やや傷は段差ができ，若干縒れていたものの，それなりに良くできたと満足し，1週間後の抜糸を予約して帰宅とした．

5日後，患者は創部が痛いと言って外科外来を受診した．創部は発赤，腫脹しており，熱感があった．創部を開放したところ暗赤色の血液が流れ出し，内部の脂肪組織は壊死していた．即日入院となり，毎日処置を行ったが，治癒するまでには1カ月かかり，大きな瘢痕を残してしまった．

この症例はどこが悪かったのでしょうか？　問題点はいくつかあり，列挙してみると，
・脂肪組織まで及ぶ深い創にも関わらず，表層だけ縫ってしまったため死腔ができた
・出血があり視野が悪いなか縫合を行ったため，きれいな縫合ができなかった
・翌日の診察を怠った
という3点が挙げられます．創は，ただ縫えば治るわけではない，という教訓的な症例です．きれいに縫うためには，創に応じた適切な縫合法を理解しておく必要があります．

縫合の原則

　縫合の最終到達点は，感染を防ぎ，早期に機能回復をさせ，瘢痕化を最小限にすることです．この目標を達成するためには以下の原則を守る必要があります．

1 死腔（dead space）を作らない

　死腔とは図1のように縫合されておらず，空洞状になっている空間のことを指します．創縁が合っていなかったり，深い裂創を表層部分のみ縫合した場合などに作られます．死腔があると，血液や滲出液が貯留しやすく，感染や血腫の温床となります．

2 皮膚の各層（layer）をきちんと合わせる

　皮膚は表皮，真皮，皮下組織の3層からできています．縫合の際はこれらをきちんと合わせる必要があります．図2Aのように各層が合っていない状態で縫合された場合，図2Bのように創断端が段差を作ってしまい，創の治癒が遅れ，感染や瘢痕化を起こしてしまうなどの問題が起こります．

3 表皮を盛り上げる（外反：eversion）ようにして縫合する

　盛り上がった縫合創は時間の経過とともに徐々に平坦化し，最終的にほとんど目立たなくなります（図3A）．これに対し，内反された縫合層はへこみを作り，見た目が悪いだけでなく，治癒が長引いたり感染も起こりやすくなります（図3B）．

4 縫合は締めつけすぎない

　縫っていると，結び目が解けないようにと，ついつい強く結びがちです．創が閉鎖するには良好な血流が必要ですが，糸を強く締めすぎてしまうと血流が悪くなり，逆に治癒が遅くなってしまいます．縫合は創を"接合"するのが目的であり，創断端同士が離れさえしなければそれ以上締めつける必要はありません．また治癒の過程で創には浮腫が起き，縫合を行ったときよりも創に緊張がかかってくるため，少しゆるめにするくらいの意識で縫合します．

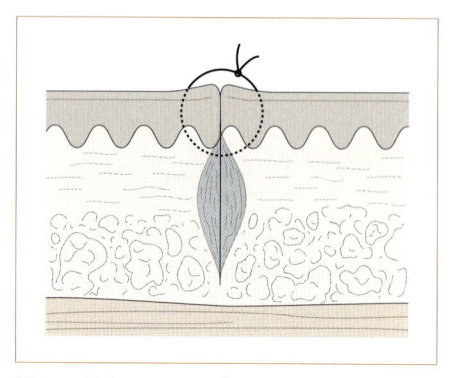

図1　縫合の Don't ①：死腔を作る

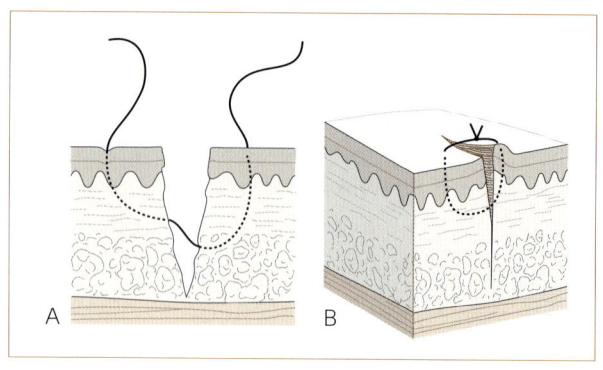

図2　縫合の Don't ②：皮膚の各層を合わせない

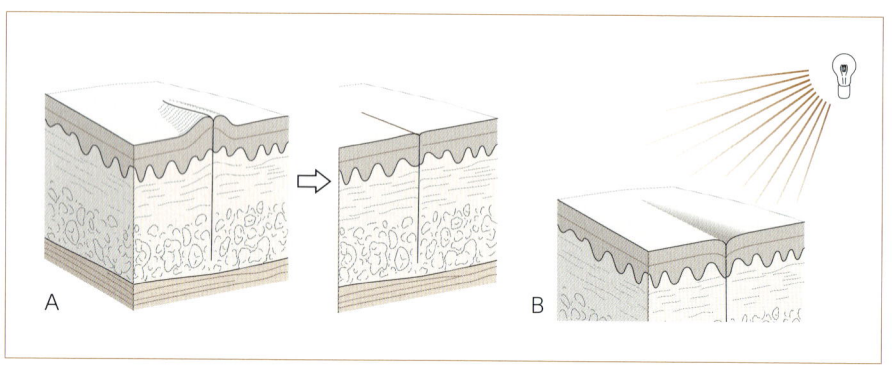

図3　縫合の Don't ③：内反した縫合層

縫合法

1 単結節縫合

　最も単純で基本となる縫合法であり，まずこの縫合法に熟達しなければなりません．
　表皮に垂直に縫合針を刺し，針の彎曲に沿うようにして回転させながら刺入していきます．いったん創内部に針を出し，その同じ深さの反対側の創内部から層を合わせるようにして再度針を刺入し，表皮から垂直に針が出てくるように運針し，糸を結びます（図4）．糸の結び方は手結び，器械結びのどちらでもよいですが，器械結びが一般的です．器械結びは針がついている側の糸を1回，ないし2回持針器に巻き，持針器の先で糸の断端を持ち，そのまま巻き取った糸の内部を通して結びます（図5A～C）．結び目は図5Dのように創の一方に寄せたほうが，仕上がりがきれいで抜糸も容易です．
　この縫合法は1針外れても創が開かないという利点がありますが，欠点として創が内反しやすいことが挙げられます．図6のように糸の取り幅が大きい場合や，凹面，皮膚の緊張が弱い部分では内反しやすいです．また，表層部分のみを縫合するため，創が深い場合には死腔を作ってしまうという欠点もあります．その場合は後に述べる

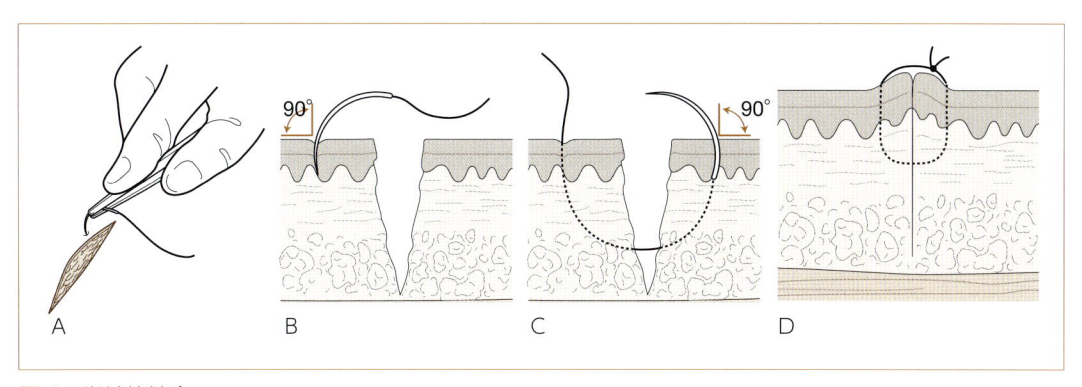

図4　単結節縫合

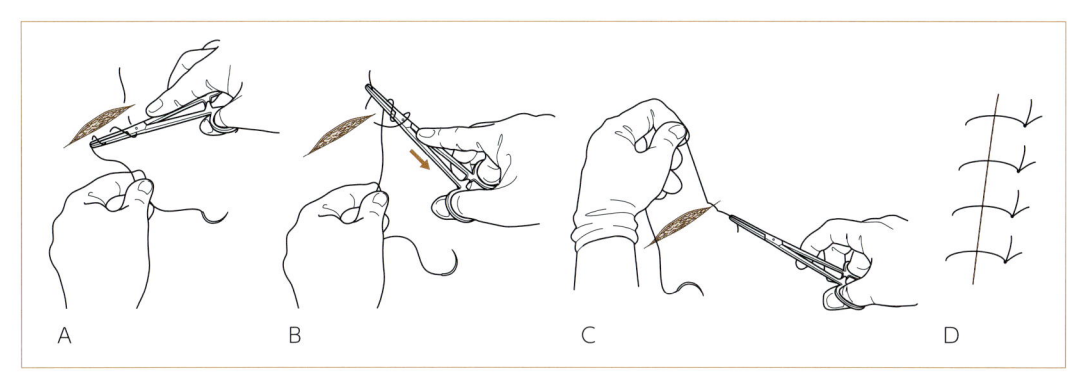

図5　器械結び

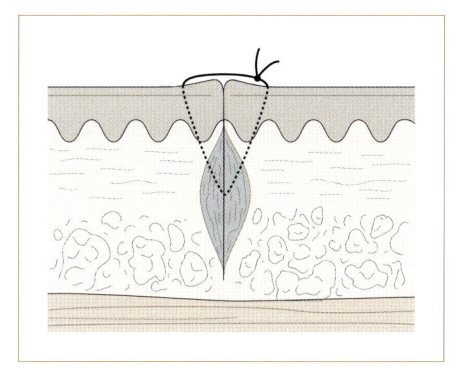

図6　単結節縫合の欠点

垂直マットレスや深部縫合を組み合わせる必要があります．

2 垂直マットレス縫合

単結節縫合の応用であり，創縁を外反するように工夫した方法です．深創まで縫合するので，単結節縫合では死腔を作りやすいような深い創や，肘，手背など創が内反しやすい部位が適応となります．一方，4点針の刺入点ができるため瘢痕が残りやす

いという欠点もあり，顔面など目立つ部位では避けます．
　創縁から1〜1.5 cm離れたところから針を刺入し，深く組織を通して刺入点の反対側から針を出します．針を出した方向と同じ側の創1〜2 mm離れた皮膚に再度針を刺入し，浅く組織を通し創の反対側から出して糸を結びます（図7）．

3 水平マットレス縫合
　これも単結節縫合の応用であり，皮膚を外反させることができます（図8）．適応は垂直マットレスと同様ですが，深い創には用いません．単結節縫合と同じように組織を通し創の反対側に針を出します．創と平行に5 mmほど離れた部位から再度針を挿入し，最初に針を挿入した側から出し，巾着とならないように軽く糸を結びます．

4 深部縫合
　単結節縫合のみでは死腔を作ってしまう場合，また，創縁の緊張を和らげる必要がある場合は，深部縫合を行います．創の内部は抜糸をしないため，吸収糸を使用します（図9A〜C）．
　針を創内部の深層から刺入し，浅層から出します．創の反対側の浅層から刺入し，深層から出して深部で糸を結びます．最後に糸を出すときは最初に刺入した側と同じ側から出さないと（図9Bでは刺入した糸と出された糸が近位に持ってくるようにしないと），糸がロックして結び目が表面にできてしまうので注意します（図9D）．
　吸収糸は3〜6カ月ほど残存し，感染源や異物反応を起こす原因となることがあり，また表皮の治癒を障害する可能性があるため，断端は創の深部側で結び，断端は2 mm程度になるよう短く切ります．

何針程度縫うのが適切なのか

　縫合の数が多いほうが接合する力が強く，かつ縫合一つひとつにかかる緊張が弱いという利点があります．その一方で縫合に時間がかかります，血流が悪くなる，異物反応を起こしやすくなるという欠点もあります．特に決まった方法はありませんが，図10のように皮膚の刺入点から創までの距離＝縫合と縫合の距離となる程度を目安とします．

創のフォローは

　原則として縫合翌日に創感染の有無をチェックします．発赤，疼痛，排膿などの問題があれば抜糸し，縫合をし直す，もしくは開放創とするなどの対応が必要なことがあります．抜糸は顔面，頭部など血流の多い部位であれば4，5日後に，その他の部位では7日，関節面などでは10日から2週間が目安となります．

7 縫合法 その2

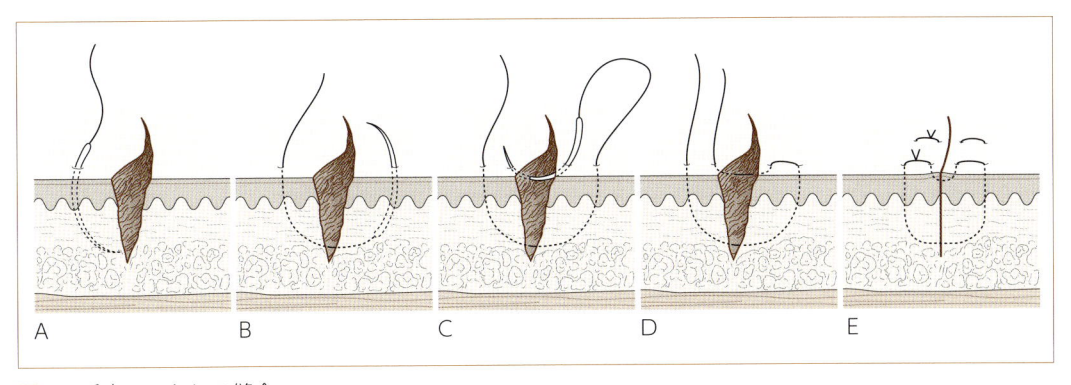

図7 垂直マットレス縫合

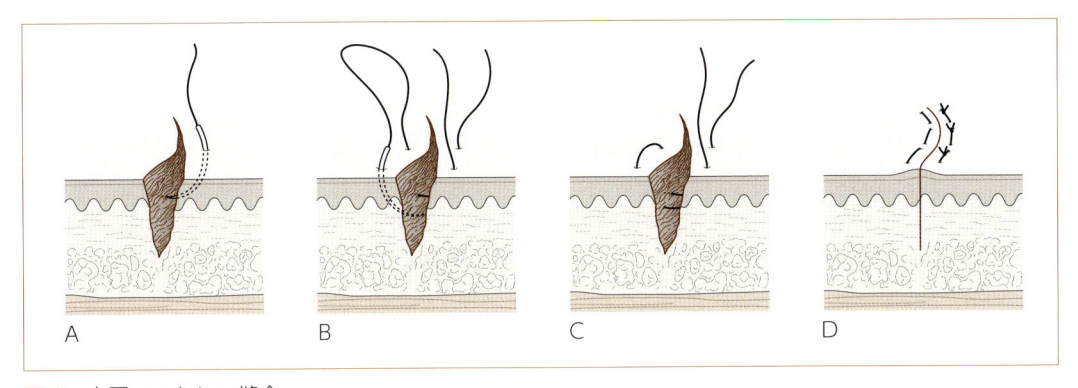

図8 水平マットレス縫合

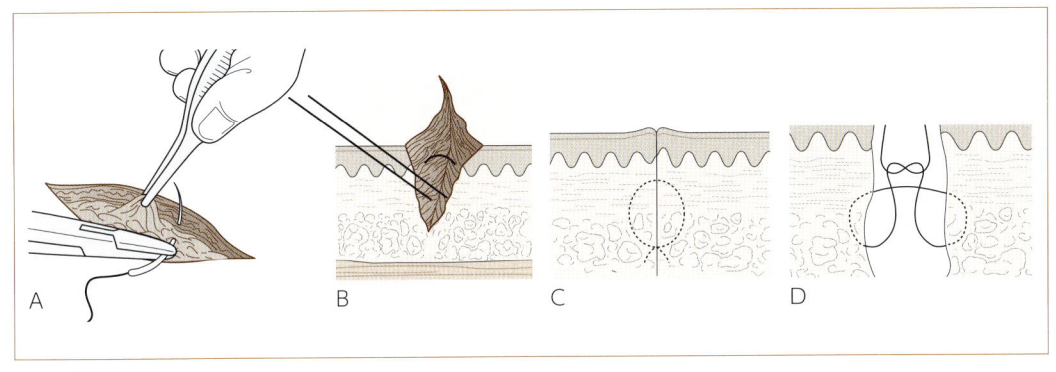

図9 深部縫合

ERの創傷

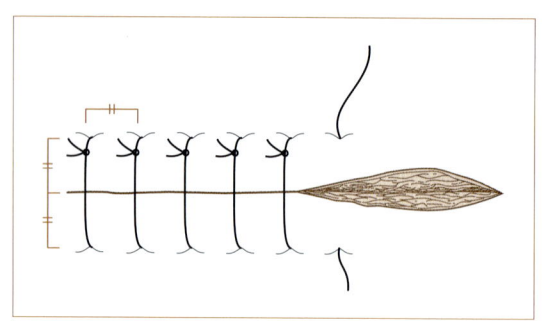

図10 縫合間隔の目安

最後に

　縫合は救急外来で働く医師として習得すべき基本的手技です．縫合が上手くなるためには一例一例どのような方法がベストか考え，もし経過が悪かったならば，なぜ上手くいかなかったのか，もっといい方法がなかったかをフィードバックしていかなくてはなりません．できる限り，抜糸までの経過を自分でフォローしていくことが望ましいでしょう．

<参考文献>
1) Trott AT：Wounds and Lacerations：Emergency Care and Closure, 3rd ed. St.Louis, Mosby, 2005
　（創傷治癒全般について痒いところまで書いてある良書です．洋書ですが，英語も読みやすくて簡単に読み通せると思います）

8

縫合法 その3：複雑な創の縫合
弁状創，挫滅創，表皮剥離

宮森　大輔　*Daisuke Miyamori*　京都府立医科大学　救急医療部

Key Note
- 弁状創においては，角部分の縫合をまず行う．
- flap（皮膚弁）の縫合において，脂肪組織のデブリードマンも重要である．
- 自分の縫合技術を知り，専門医へのコンサルトを躊躇しない．

症例
患者：28歳，男性
　酩酊後に転倒．前額部に5cm程度の挫創を認めた．
　頭頸部CTでは異常を認めず，担当医は縫合を行うこととしたが，創部は弁状創になっていた．

弁状創とは？

　ERで遭遇する多くの創は，弁状創など辺縁が不整です．その中で，図1のような角をもった創に遭遇した読者も多いと思いますが，どのように縫うのが良いのか，正直悩むことも多いでしょう．

　弁状創とは，表皮が皮下組織から引き裂かれるような力により生ずる創をいいます．弁状創では，創の先端になるにしたがい血流が低下します．つまりflapの先端部は，特に生着しにくいということです．解剖学的部位で多少の違いはありますが，一般的に，flap基部の長さがflapの長径の3倍以上でないと生着は難しいと言われています．つまり，flapの根元は小さいけれど，flapの長径が長い，尖った創の場合は，生着しにくいということです．

　弁状創の根部が人体の遠位部にあれば，自然な動脈血流とは反対側に弁ができるため，その血流と栄養の供給は静脈環流に依存するといわれています．その場合は縫合

55

を含めた創処置に際して細心の注意が必要となります．もちろん，近位部から遠位に向いた弁状創も丁寧な縫合が必要であることは言うまでもありません．

弁状創の縫合

　ここで紹介する half buried horizontal mattress（水平マットレス）縫合は，flap の先端の真皮に水平に運針する縫合法です．つまり，垂直に運針を行うことによる創縁表層の血流の低下を防ぐことができます．ER 医としてぜひ習得しておきたい縫合法です．

1 Half buried horizontal mattress 縫合法（図 1）
①Flap の先端以外の場所から経皮的に針を進入させ，flap の先端を真皮を通して水平に通し，さらに反対側の真皮から表皮に通すことで縫合を行います（図 1B）．
②先端を縫合したら残りの部分は単結節縫合か，同様に水平マットレス縫合にて行います（図 1C, D）．
＊同様の縫合法で，数カ所の flap で放射状の創を形成している場合の縫合も行うことができます（図 2）．

2 脂肪組織のデブリードマンも重要
　皮下組織における余剰の脂肪組織は，縫合に巻き込まれると，創の治癒を遅らせるため，創部の真皮から余剰な脂肪組織を除去したほうがよいと言われています．縫合前に創を合わせてみて，脂肪がはみ出る，もしくは創縁にかかってくるような脂肪組織は除去したほうがよいでしょう．脂肪組織は眼科剪刀などで除去しますが，正常組織は残す必要があります（図 3）．図 4 のように，真皮と表在筋膜の境目で分けるように脂肪組織を取り除いていきます．

3 辺縁が不整な場合の縫合：V-Y 縫合

> **症例**
> 患者：16 歳，男性
> 　サッカー中に転倒し右下腿前面を受傷した．右脛骨前面に長さ 5 cm，幅 3 cm の辺縁が不整な弁状創を認めた．挫滅が強いため創を合わせることができず，創縁の血色も不良であり，縫合に際して，創部のデブリードマンが必要と思われた．

　弁状創で挫滅を伴い，創縁が不整で，いかにも血流が悪そう…ってこともありますよね．そんな時はその場しのぎで無理矢理縫合して…では壊死に陥り感染も合併してと，最悪の結果になってしまうかもしれません．そんな時，挫滅している flap はデブリードマンしてしまい，V 字ではなく Y 字縫合にするのも一つの方法です（図 5）．

8　縫合法　その3：複雑な創の縫合

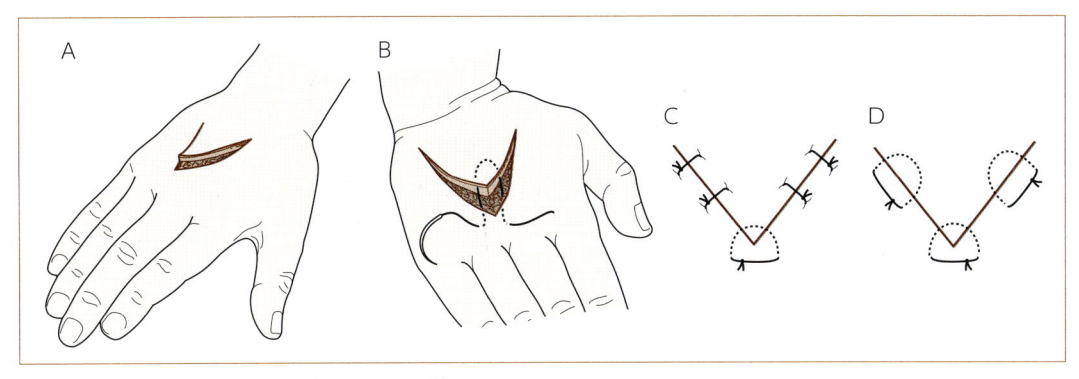

図1　Half buried horizontal mattress 法

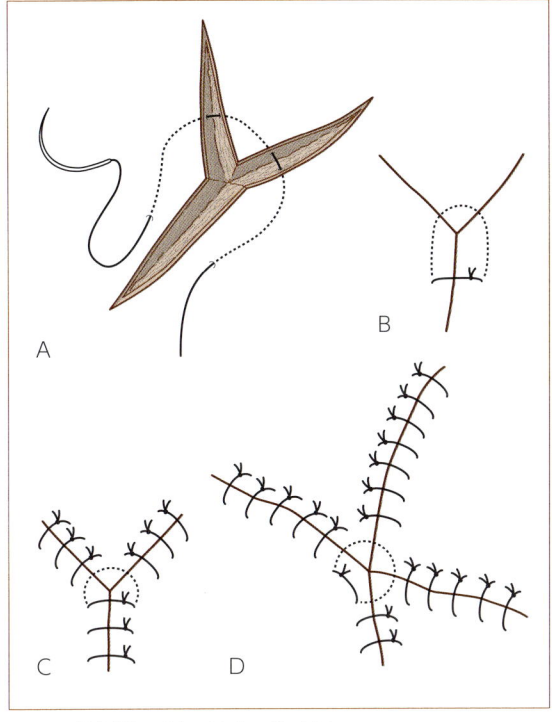

図2　放射状の創に対する縫合法

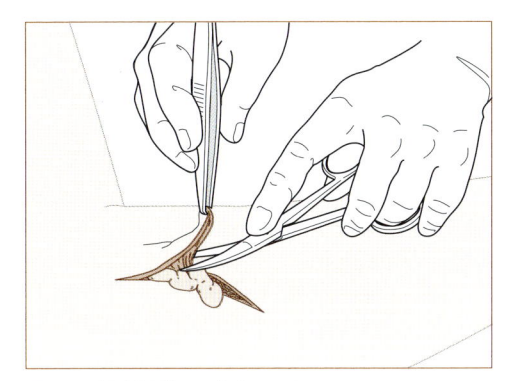

図3　脂肪組織のデブリードマン

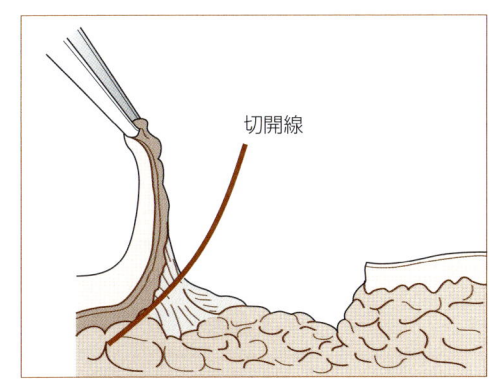

図4　脂肪組織の剥離位置

4 弁がほぼ完全に挫滅している弁状創

　弁状創の中には，flap が完全に挫滅していて修復が難しい場合があります．その場合は flap を楕円形にデブリードマンする（図6B, C）ことで縫合することが可能なこともあります．皮膚の形状などから創部の楕円形のデブリードマンが難しい場合は，開放創とするか植皮を考慮します．

ERの創傷

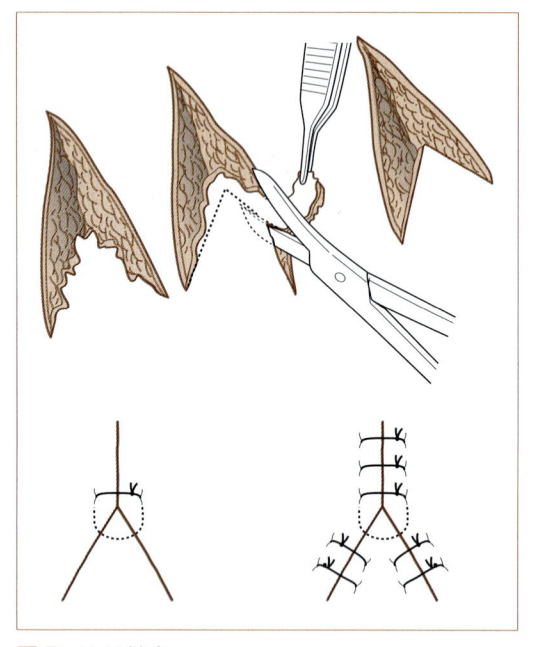

図5　V-Y縫合
眼科剪刀などを用いて，弁の辺縁をデブリードマンし，必要に応じて脂肪組織もデブリードマンする．あとは先述した通り，弁状創の縫合法を実践する．

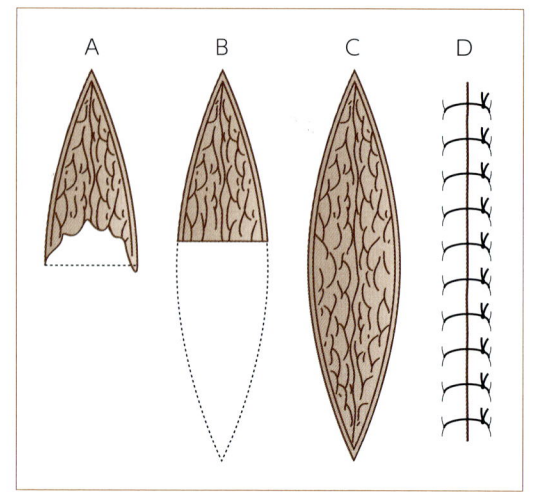

図6　弁が完全に挫滅している弁状創の縫合

組織欠損創

症例　患者：25歳，男性
　　自転車運転中に転倒．スポークに足を挟まれ，アキレス腱部を受傷し来院．同部位の皮膚に4 cm×4 cmの全層皮膚欠損を認めた．これは縫合すべき？　開放創？　それとも皮膚移植が必要？

　皮膚組織が欠損している場合には，その欠損が全層なのか部分欠損なのか，また欠損範囲は具体的にどの程度なのかを判断する必要があります．
　組織が全層にわたって欠損していれば，創から表在筋膜・脂肪組織が確認できます．表皮が欠損している部分欠損であれば，真皮が確認できます．
　例えば部分欠損で真皮の構成組織が問題なければ，特別な治療を行わなくても良好に治癒します．一般的に全層欠損であっても1〜2 cm^{2}であれば，瘢痕は残るものの開放創でも治癒するといわれています．しかし，それ以上の大きさとなると植皮術を行う必要が出てくるため，専門医へのコンサルトが望ましいでしょう．

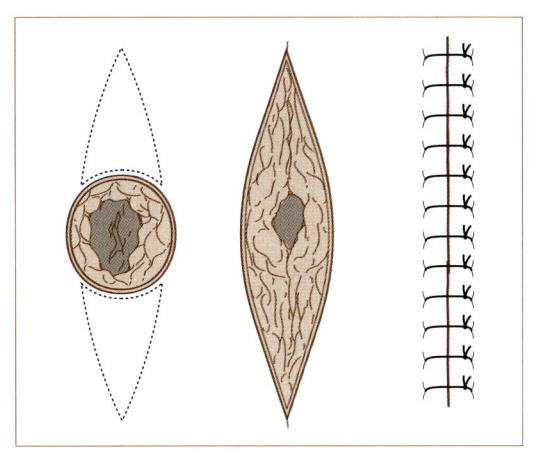

図7 円形・不正形の挫滅創のトリミング，縫合法

　全層欠損であっても，トリミングしだいで植皮術を行わずに一期的に閉創することも可能です．しかしやや高度な技術を要するため，無理して行わないでください．自分の技術を超えるほどの複雑な創は，専門医へバトンタッチしたほうが賢明です．参考までに，図7に，円形もしくは不正形の挫滅創のトリミング，縫合法の例を示します．

高齢者の表皮剝離

症例

患者：88歳，女性
　浴室内であやまって転倒し左前腕を打撲し来院．幸い骨折はなかったが，左前腕に5 cm×5 cm大の表皮剝離を認めた．担当した研修医は，これって縫ったほうがいいのですか？　何だか，縫ったら今にも皮膚が裂けそうなんですけど…と上級医に相談した．

　高齢者の表皮剝離は比較的遭遇しやすいと思いますが，高齢者の薄くなった皮膚は軽い外力であっても，部分的に剝離することがあります．その場合，皮膚は真皮と表在筋膜の境目で剝離してflapとなります．皮膚は非常に薄く，もろく，また縫合すると血流が悪化して生着しないことが多いです．長期間，高用量の副腎皮質ステロイドの投与を受けている患者でも皮膚の萎縮性変化を起こしており，同様の損傷を引き起こします．
　このような高齢者のもろい皮膚において重要なことは，創縁に緊張をかけずに創を閉鎖することです．創部の辺縁が容易に元の位置まで戻すことができるならば，創傷用のテープで閉創してもよいでしょう（「9．特殊な創閉鎖法」参照）．

欠損などのため創部の皮膚が元の位置まで過度の緊張なく戻すことができなければ，その隙間は閉鎖せずに専門医にコンサルトし，植皮術の適応を判断してもらいます．

他に，水平マットレス縫合を用いる方法もあり，この縫合により最大限組織を寄せることができ，また最小限引き裂く外力を減らすことができるとされています．

最後に

複雑な創に対するさまざまな縫合法を紹介しました．ER医にとってすべての縫合法を習得するに超したことはありませんが，自分の守備範囲を自覚し，自分では処置できないと思ったら，無理せず専門医へ紹介する姿勢が大切です．

<参考文献>

1) Alexander TT：Wounds and Lacerations：Emergency Care and Closure, 2nd ed. Mosby, 1997
2) Alexander TT：Complex Wounds, Advanced repair techniques. In Wounds and lacerations, 3rd ed. Elsevier Mosby, 2005, pp139-151
   （非常によくまとまっていて実践的な論文）
3) Wong NL：Review of continuous sutures in dermatologic surgery. J Dermatol Surg Oncol 1993；**19**：923-931
   （やや古いが，縫合法を詳細に記載してある）

9 特殊な創閉鎖法
傷は針糸だけで閉じるもの？

山上　浩　*Hiroshi Yamagami*　湘南鎌倉総合病院　救急総合診療科

Key Note

- テープ固定，スキンステープラー，傷用の瞬間接着剤，おのおのの利点・欠点を理解し，適応を決定しよう．
- テープ固定や接着剤は，縫合と比較し感染を起こしにくい．
- スキンステープラーは顔面・手など美容的に問題となる場所には使用しない．

テープ固定

症例

患者：3歳，男児

　日曜日の20時，自宅で走り回っているときにテーブルの角に左前額部を打撲し，ERを受診した．意識は清明で元気であるが，診察しようとすると暴れて泣きわめく状態であった．何とか診察したところ，左前額に15 mm程度，深さは真皮までの直線上の裂創を認め，幸い出血は止まっていた．担当医は母親と相談し，縫合することとなったが，局所麻酔を注射しようとすると，泣き叫んで暴れたため，周囲の看護師を呼んで数人で押さえつけた．見かねた母親より「やっぱり縫わなきゃダメですか？」と言われてしまった．上級医に相談したところ，麻酔の不要なテープ固定で処置することとなった．

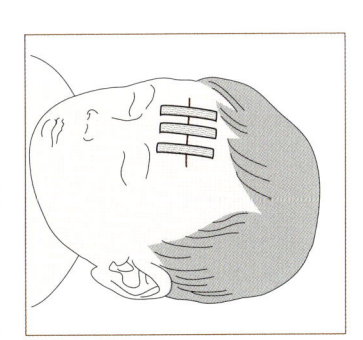

1 テープ固定の利点

　ERで働いていると，こんな場面は日常茶飯事かも？　縫うか縫わないか，縫うなら押さえつける？　鎮静？　でも，傷は縫合するだけが治療ではないのです．

　テープ固定の利点は，何と言っても麻酔が不要で手技が容易なことです．Suture mark（縫い跡）が残らない，抜糸の必要がない，そして縫合と比較して，感染を起こしにくいことも挙げられます．

　また，高齢者の場合は真皮が薄く，血流に乏しいため，縫合による真皮の障害や結紮による緊張でさらに血流が障害され，縫合により逆に創治癒を悪化させる可能性があります．しかしテープ固定なら真皮の障害はなく，血流を悪化させる心配もありません．つまり，高齢者やステロイド内服患者などの，薄い，もろい皮膚の裂傷にもテープ固定は有用なのです．裂創は何でも縫合するのがよい，というわけではないのです．

2 テープ固定の欠点

　欠点としては，固定できる部位が限られていることです．油っぽいところや毛髪部位は貼ることができません．つまり，汗っかきの男性の顔面や腋窩・頭皮はテープでの固定は無理です．また，関節部位，緩んだ皮膚，緊張のかかる大きく避けた創，不整な創，出血や滲出液の漏出がある創には向いていません．また，テープには伸縮性がないため，指に巻き付けるように貼ることで，指が絞扼される可能性があるため，避けるべきです．

　また，濡らすと剥がれやすくなるため，創が治癒するまで洗うことができません．透明のフィルムドレッシングもよいですが，フィルム内に水分が入ってしまった場合はテープが剥がれる可能性があり，その場合はフィルムを除去すべきです．

　表1に，適応・非適応例をまとめます．

3 テープ固定の実際

　さまざまなテープが発売されていますが，Steri-Strip™（3M Health Care）が最もよく知られています（図1）．幅は6 mm程度の物が多いですが，4～5 cm以上の長さの創を閉じる場合は，太めの12 mm以上の幅の物を用います．

　まず創を洗浄し，必要ならデブリードマンをします．創は完全に止血をして乾かせる必要があり，また創の周囲もアルコール綿で拭き，油を除去しておくとテープが剥がれにくくなります．その際，アルコールが創内に入らないように注意が必要です．

　テープの台紙の端は剥がせるようになっており，鉗子などで台紙から剥がします（図2）．

　創の真ん中で，創の片側にテープをしっかりと貼り，指で創を寄せてから，もう一方のテープを貼ります．テープの両端は，2～3 cmの幅をもたせたほうが剥がれにくく，皮膚にかかる緊張も和らぐでしょう（図3A, B）．

　創の真ん中から創両端に向けて均一にテープを貼っていきますが，必ず2～5 mm程度の間隔をあけて貼る必要があります（図3C）．完全にテープで創を覆ってしまうと，創内の滲出液の逃げ場がなくなり，早期にテープが脱落してしまうからです．

　最後に，テープの端をさらにテーピングすることで，剥がれにくくなり，またテー

表1 テープ固定の適応・非適応

〈適応例〉
- 表層で，緊張の少ない創
- 前額部，頬部，顎，胸郭と四肢の関節部以外
- 弁状創（縫合すると，創縁の血流が障害される可能性がある創）
- 感染を起こしやすい裂傷
- 高齢者やステロイドユーザーなどの薄く，もろい皮膚の裂傷
- 抜糸後の創の支持

〈非適応例〉
- 不整な創
- 漏出が多い創
- 関節や間擦部位
- 緊張の強い創
- 緩んだ皮膚
- 毛髪部位，脂漏部位（頭皮，腋窩など）

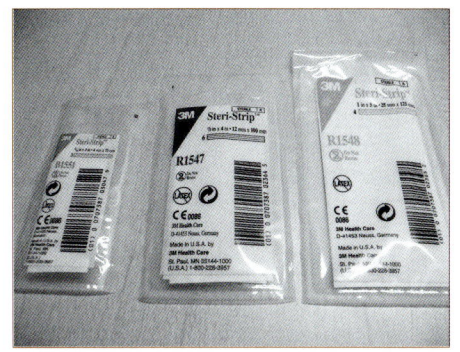

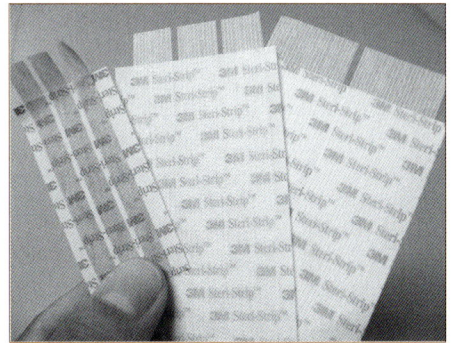

図1 Steri-Strip™

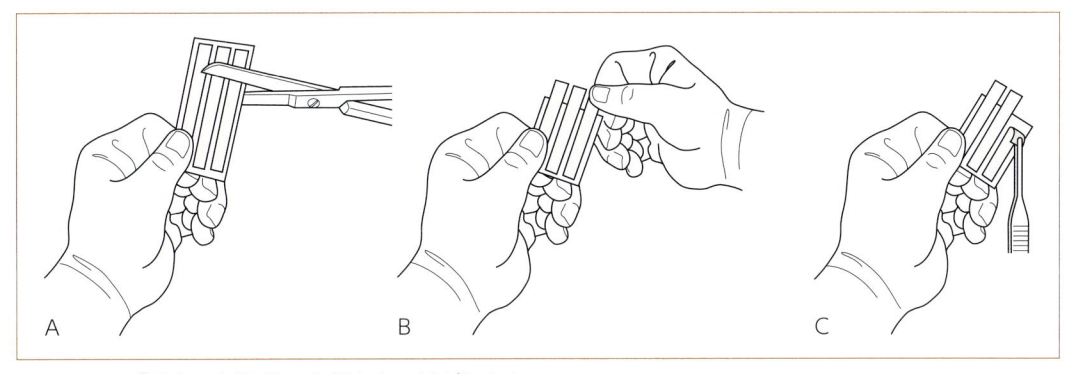

図2 テープ固定の実際 ①：台紙からの剥がしかた

プによる緊張で起こる，皮膚の水疱などのトラブルを防ぐことができます（図3D）．
　テープ固定の期間は，縫合と同様に創の場所により決定します．基本的には自然に脱落するまでは経過観察のみで，早期に脱落した場合は再度貼り直します．前述のように，濡らすとテープが剥がれ創離開する可能性があるため，縫合と違って，創を洗うことはできません．

ERの創傷

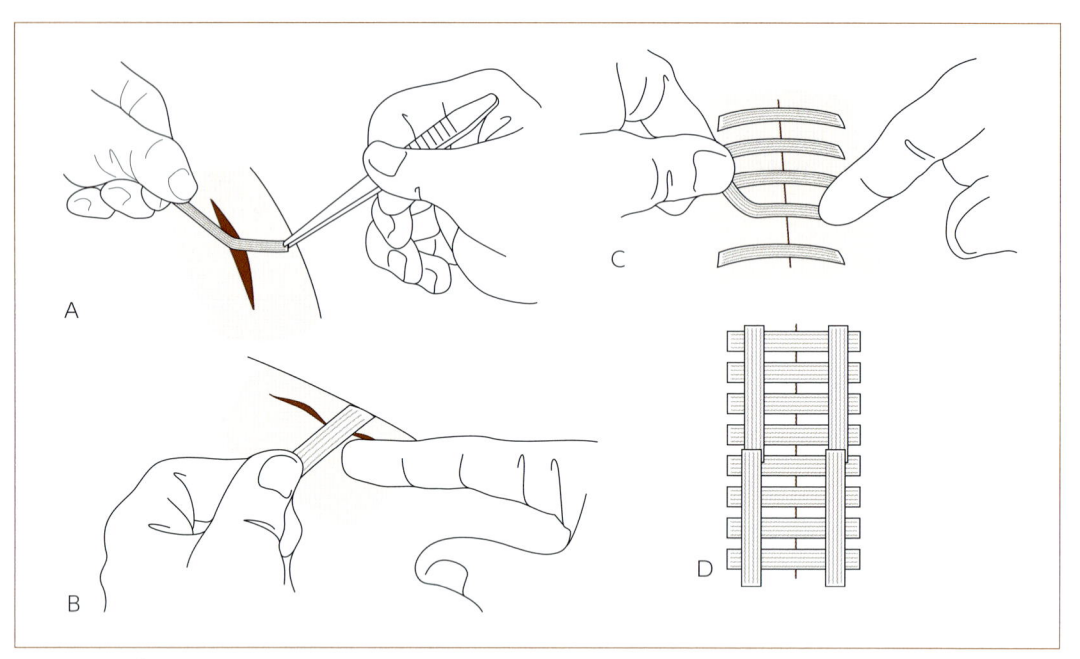

図3 テープ固定の実際②：貼り方のコツ

スキンステープラー

症例
患者：24歳，男性
　日曜日の13時，工場での作業中に機械で誤って右上腕を切ってしまい，ERを受診した．幸い出血は止まっていたが，15 cm程度の一部脂肪織に達する切創を認めた．その日のERは連休の最終日とあって，ものすごく混雑しており，担当医は「縫合にあまり時間をかけられないなぁ」と心の中でつぶやいた．そこに上級医が現れ，「スキンステープラーなら早くていいな」と言って去っていった．

1 スキンステープラーの適応を理解しよう

　ステープラーとはいわゆる「ホッチキス」のことですが，医療現場のホッチキスとは，術後の創閉鎖の道具というイメージが強いけれど，実はそうではありません．ERで遭遇するような傷でもスキンステープラーは十分使えるありがたい道具なのです（図4）．
　一般的によく使用されるのが頭皮の表層の裂創ですが，四肢近位側や体幹の裂創にも使用できます．基本的には緊張の少ない直線的な創が適応で，緊張の強い創や複雑な形状の創の閉鎖には向いていません（表2）．

表2　ステープラーの適応

- 頭皮や体幹，四肢近位の直線状の裂傷
- 致死的外傷を伴っており，手術や血管造影などの外科的緊急処置を要する場合における，広範囲な創の一時的な閉鎖

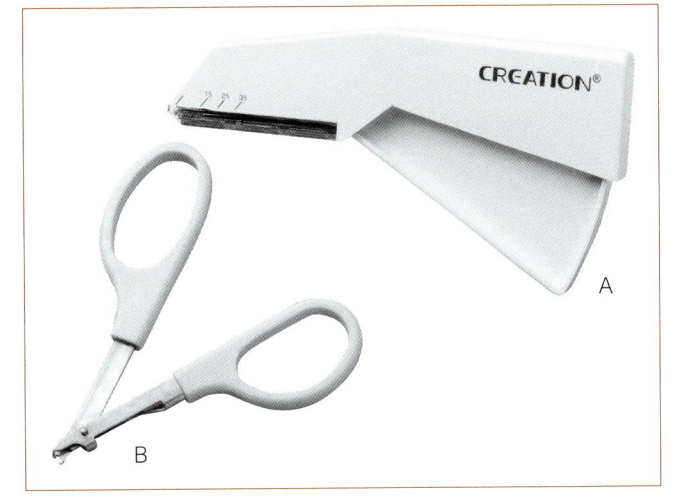

図4　ステープラー
A：スキンステープラー．B：抜鉤器（リムーバー）．
（写真提供：川崎生物科学研究所）

1．スキンステープラーの利点

利点は，何と言っても簡便であることです．針を通して結んで切って…を繰り返す縫合と違い，パチンパチンとホッチキスで書類を綴じるがごとく，スピーディーに創閉鎖が可能です．しかも，縫合と比較して，創の感染率，治癒率，患者の受入度には差がなかったという報告[1]もあり，安全な手技です．

2．スキンステープラーの欠点

欠点は，縫合と比べ創縁を合わせにくいため，瘢痕が大きく残る可能性があることです．そのため，顔面・手など美容的に問題となりやすい場所の創処置には用いるべきではありません．同様に，複雑な形状の創閉鎖も難しいでしょう．

また，抜鉤（いわゆる抜糸）の際には専用の器具が必要となり，また抜鉤時に抜糸より不快を感じることがあります．また，ステープラーによる閉鎖部位をCTやMRIで撮影すると，ステープル（とじ金）によりアーチファクトを起こす可能性があり，またMRIの場合はステープルが動いてしまう可能性があるため，予めCTやMRIを予定している場合は，スキンステープラーは避けるべきです．頭部外傷でCTが必要な場合，CT前に創処置をと，ついついステープラーを先にやってしまいがちですが….

2 使用の実際

一般的な創処置と同様，局所麻酔を行い，創部を洗浄します．ステープラーは手元の微調整が難しく，垂直マットレス縫合のように創縁と創縁がうまく合わせにくいため，図5のように，鑷子で創縁を外反させて閉創します．その際，創部に押しつけてしまうと，創縁が内反しやすいため注意が必要です．ステープルのクロスバーと創縁

ERの創傷

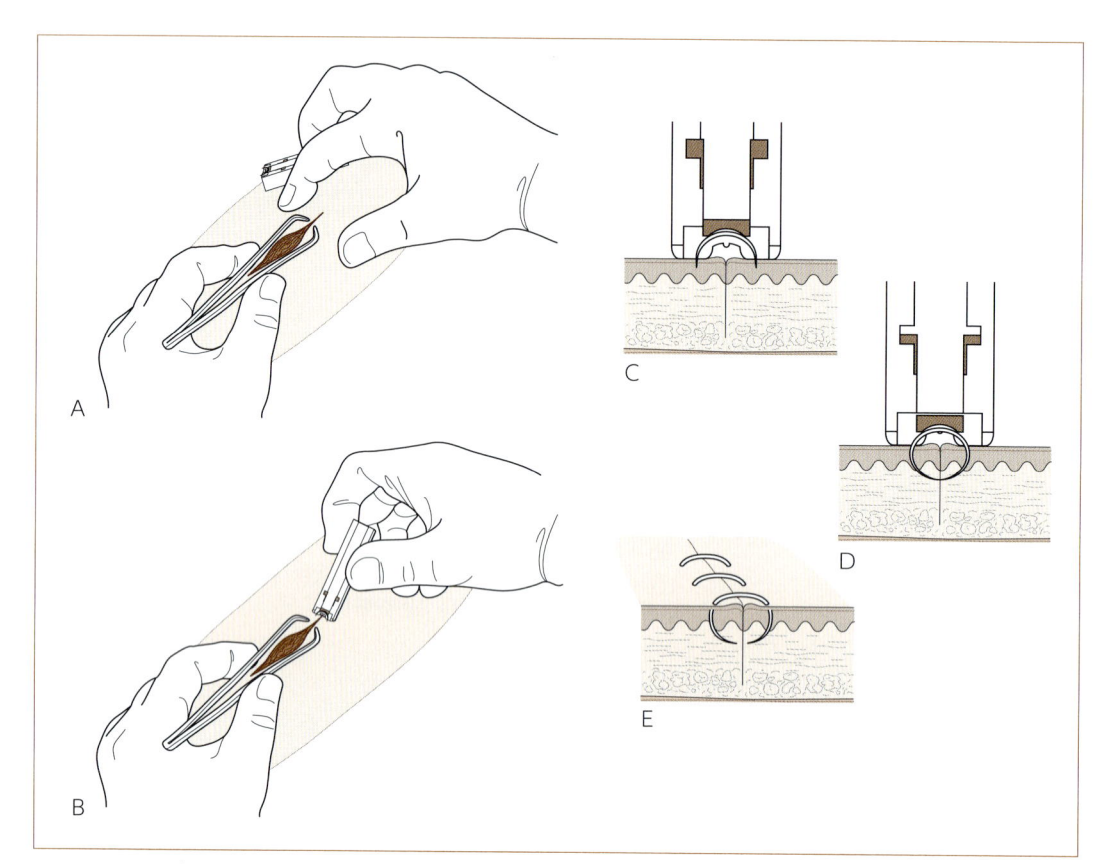

図5 ステープラーの使い方

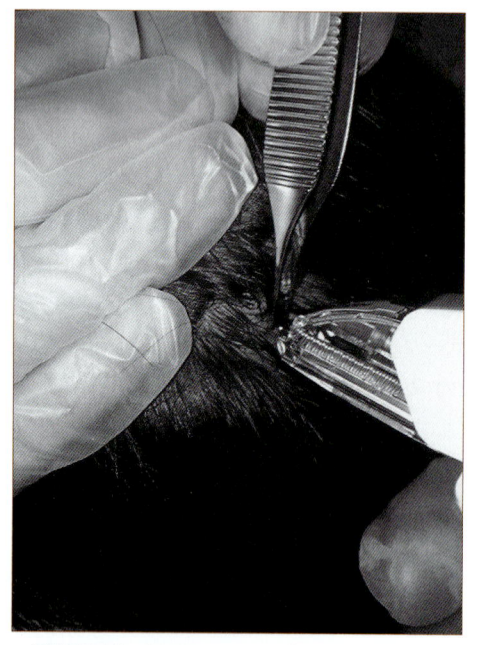

＜頭部挫創に対するステープラー使用の実際＞

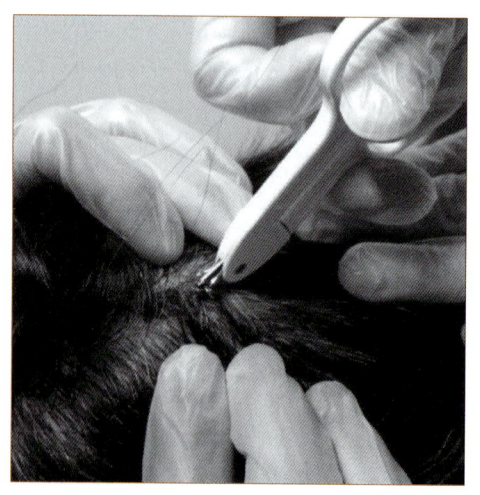

＜抜鉤の実際＞

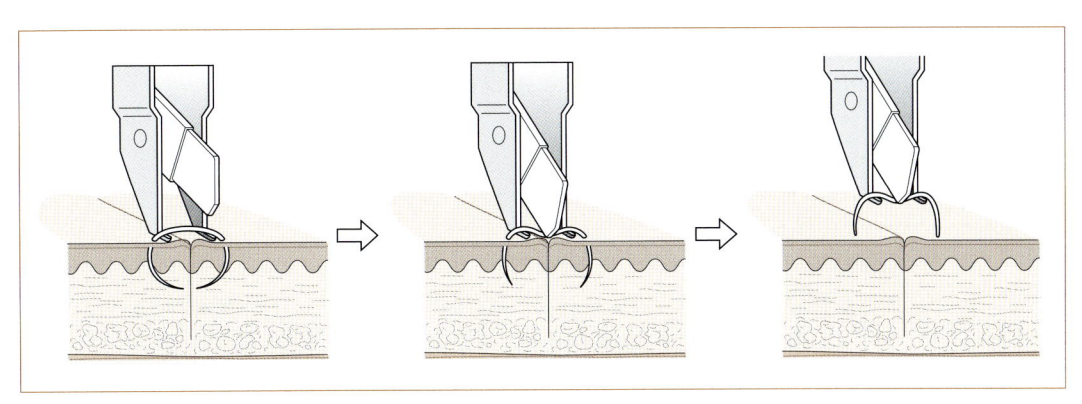

図6 ステープル抜鉤のしかた

との距離を 1〜2 mm 程度あけるイメージです．このとき強く押しつけすぎると，ステープルが深く入りすぎて創を圧迫してしまうため，注意が必要です．

　創が深い場合は，ステープラーのみの処置では内部が死腔になり，感染のリスクが高くなるため，縫合を選択したほうがよいと思われます．また，止血できていない創についても，不向きであり，止血処置を行ったうえで縫合などを行うべきです．

　ステープ後のドレッシングは軽くガーゼをあてる程度か，何もあてないくらいでよいでしょう．創を圧迫してしまうとステープルで創を痛めてしまう可能性があるからです．

　簡便なところが利点であるステープラーですが，以下のようなやや姑息的な使い道もあることを知っておきましょう．例えば交通外傷症例で，腹腔内出血＋下肢に多発する挫創があったとします．幸い下肢の挫創には活動性出血はなく，もちろん優先すべきは腹腔内出血の対応であり手術室へ急ぐという場面です．縫合応急処置的に下肢の挫創を速やかにステープラーで閉創するというのも一つの手です．言うまでもなく，汚染のある創や異物が疑われる状況のまま閉創することは避けなければなりません．

　ステープルの留置期間は，抜糸と同様です．抜鉤のためには抜鉤器とよばれる特殊な道具が必要で，図6のように，抜鉤器の下あごの部分を，クロスバーの下に入れ込み，ハンドルを握るだけで簡単に抜鉤できます．

Dermabond：ダーマボンド® (octylcyanoacrylate)

症例

患者：24歳，女性

転倒し左前腕を切り受診．左前腕伸側に5 cmの真皮に達する切創を認めたが，出血は少量であった．女性は「前にけがをしたとき，麻酔の注射で気持ち悪くなったから，麻酔なしで処置してください！　あ，それから傷跡も目立たなくして!!」と懇願した．出血は圧迫のみでコントロールでき，担当医は覚えたてのテープ固定を試みようとしたが，女性が「あ！そのテープはかぶれるからやめて！」と言われ困惑してしまった．どうしよう….

　テープもダメ，縫合もダメ…という絶対に遭遇したくない場面はあるかもしれません．そんなときにお勧めなのが液状接着剤（図7）による処置です．

　実は，家庭用の液状接着剤でも創閉鎖は可能です．日本では保険適応外で，普及しているとは言い難く，本当に大丈夫？と言いたくなりますが，世界的に普及している治療法なのです[1]．簡単に閉鎖できて安全であり，何と言っても麻酔が不要，抜糸も不要で患者負担が少ないのです．また，5～10日で自然に脱落するため通院も不要という優れものです．ただし，真皮縫合を行わなければ緊張の弱い創に限られるため，緊張の強い創や毛髪部位や滲出液を伴う創，また荷重のかかる場所（足底など）では使用できません．創内に接着剤が入ってしまうと，それ自体が創治癒を障害するため，創内に入らないように注意が必要です（表3）．

　まず創をきれいにし，出血があればコントロールします．水分や血液が存在しても，接着剤の重合反応は起こるため，創は完全に乾燥させる必要はありません．余分な接着剤を拭くためのガーゼを準備し，眼などの近くであれば，流れ込まないような体勢をとります．ワセリンなどの軟膏を創周囲に塗っておくと，壁となって流れ込みを阻止できます．創を手や鉗子で寄せて，創の全長に沿って5～10 mmの余裕をもたせて接着剤を塗ります（図8）．もしくは創に垂直に塗ってもよいです．その後30～60秒間は創を寄せたまま固定し，2回これを繰り返します（発売元は2回と案内していますが，3～4回重ね塗りをすると記載している教科書もあります）．

　創閉鎖後24時間は濡らさないように指導，その後は剥がれない程度に洗うのは許可します．万が一創離解が起きた場合は再受診してもらい，テープ固定や縫合が必要と説明しておきます．基本的に通院は不要で，5～10日で接着剤は自然に脱落します．

最後に

　縫合以外の創閉鎖の方法を紹介しました．多くの読者は，縫合で創閉鎖していると思いますが，各方法の適応を理解し，その場でベストな治療を行ってください．

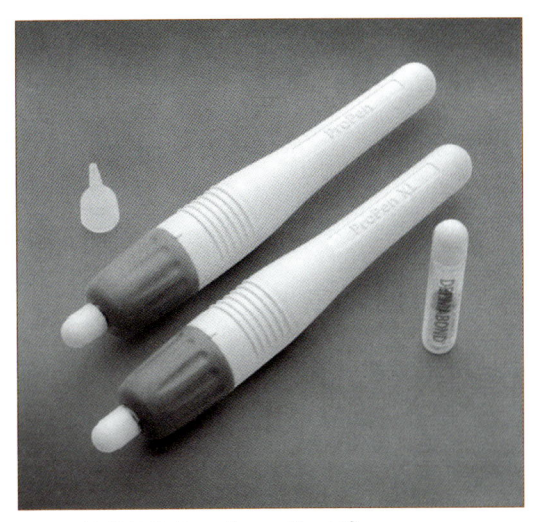

図7　液状接着剤：ダーマボンド®
(写真提供：ジョンソン・エンド・ジョンソン)

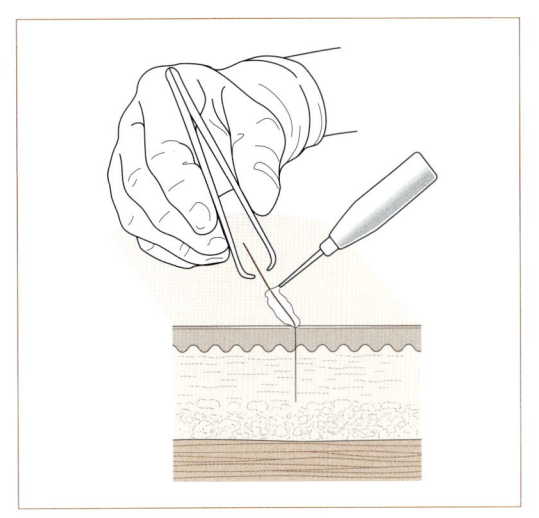

図8　ダーマボンド® の使い方

表3　液状接着剤の適応

- ゴールデンタイム内の新鮮な裂創
- 緊張の弱い，寄りやすい創
- 創縁が清潔で，皮膚欠損がない
- 出血がない，もしくは少量のみ
- 接着剤が創内に入らない

<参考文献>

1) Farion KJ, Osmond MH, Harting L et al：Tissue adhesive for traumatic lacerations：a systematic review of randomized controlled trials. Acad Emerg Med 2003；**10**：110–118
(液状接着剤による創閉鎖と，その他を比較したレビュー．単純な裂傷であれば美容的にも遜色なしとの結果．)

2) Trott, AT：Wounds and Lacerations：Emergency Care and Closure, 2nd ed. CV Mosby, St. Louis, 1997
(創の処置はこれ1冊あれば何とかなると言っても過言ではありません．高度なテクニックも，わかりやすい絵や図で解説してあり，お勧めです！)

3) Buttaravoli P：Minor Emergencies：Splinters to Fractures, 2nd ed. Mosby, St. Louis, 2007
(創処置はもちろん，ERで遭遇する難題に対して，わかりやすく解説してくれます．和訳も出ています．)

4) Shah K, Mason C：Essential Emergency Procedures. Lippincott Williams & Wilkins, Philadelphia, 2007
(ERで必須の手技を解説する書としては，痒いところまで手が届く1冊です．和訳も出ています．)

10

汚染創への対応
Delayed primary closure は本当に必要か

若井慎二郎　*Shinjiro Wakai*　茅ヶ崎徳洲会総合病院　救急総合診療部

Key Note
- 創傷治癒の3つの形式とその方法を知ろう．
- 汚染創に対する縫合方法の選択とその基準を知ろう．
- Delayed primary closure とはどういうものか．

はじめに

　皆さんは『delayed primary closure』という言葉をご存知でしょうか．ここ数年被覆材の発達により閉鎖療法が浸透してきていることは周知のとおりです．閉鎖療法のメリット・デメリットに関しては他稿に譲りますが，この発達のために delayed primary closure が霞んでしまった感は否めません．そうでなくても近年の創処置をみていると，なんでも洗浄して閉鎖療法を行えばよいという考えが横行しているような気もします．閉鎖療法のデメリットから目をそむけることなく，汚染創に対する処置をしっかりと考えていきましょう．

創傷治癒のメカニズム

　これも他稿（「19. 創傷治癒のメカニズム」）があるので詳細はそちらを参照していただくとして，ちょっとだけおさらいしましょう．治癒としては3つの形式があります（図1）．

1 一次的癒合治癒

　組織が鋭的に切断された際，数時間以内に隙間なく創縁が寄せられ，その後感染などの合併症が生じなかった場合に創がたどる治癒形式です．皆さんがイメージするいわゆる普通の縫合の創であり，この縫合を一次縫合といいます．清潔で感染の危険が

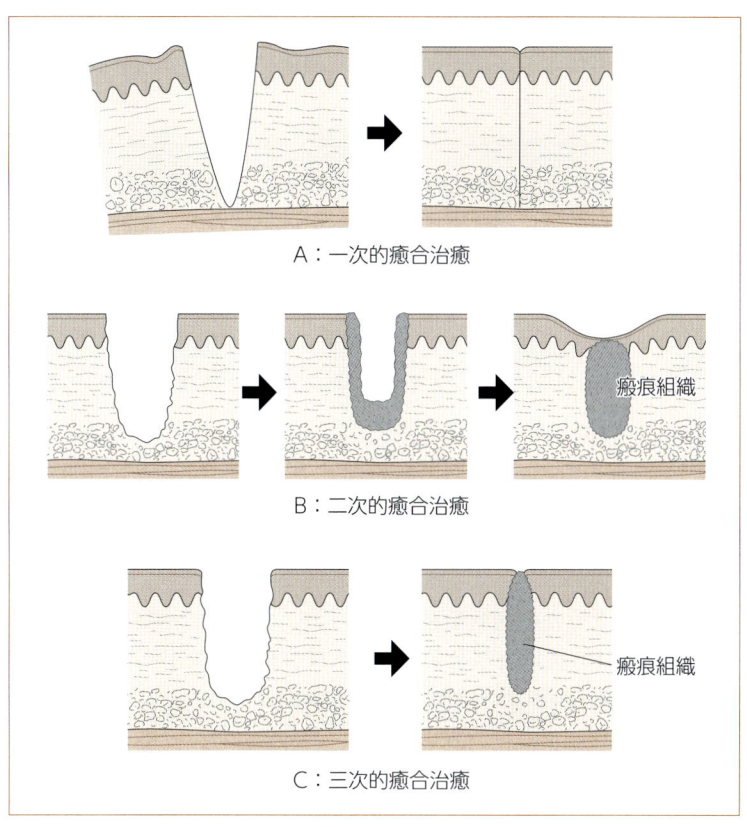

図1 創傷治癒の3つの形式

少ない外傷や汚染の少ない手術の多くがこの方法で治療されます．成功すれば瘢痕をほとんど残すことなく治癒できます．

2 二次的癒合治癒

　肉芽組織による創の充填，創の収縮，創縁からの上皮細胞遊走による治癒形式で，開放療法や被覆材による閉鎖療法で経過観察する場合の治癒形式です．一次癒合治癒に比べて時間がかかり，かつ瘢痕形成も強いです．一次縫合できないような汚染創や，一次縫合を試みて創感染を起こしてしまった創に適応となります．汚染された状態では開放したままで洗浄しつつ肉芽形成を促しますが，その後は被覆材による創閉鎖療法に切り替えたり，下記のような遷延一次縫合をすることもあります．

3 三次的癒合治癒

　遷延一次縫合（＝delayed primary closure）をする際の創の治癒形式です．一次縫合できないような汚染創が対象となり，それらを早くきれいに治癒させることができます．初めは開放創とし，滲出液の多い場合は乾いたガーゼを，少ない場合は湿ったガーゼを充填して毎日創部を観察します．その後3〜5日で感染兆候がなく，創面が

清浄であることが確認されたら，その時点で糸やテープなどで閉創するというものです．さらに4,5日経過すると，一次縫合した場合とさほどかわりない程度に治癒させることができます．

この delayed primary closure が近年ではあまり見られなくなっています．筆者の経験としても以前はけっこう試みていたものの，最近は被覆材の使用で経過観察とすることが多くなってきています．その原因としては，良質の被覆材の登場により創が手軽に痛みなく治癒できること，そもそも delayed primary closure は再縫合のタイミングが決め手ですが，その時期の決定が困難であることなどが挙げられるでしょう．まぁ，そのタイミングの見極めが担当医の腕の見せどころでもあるのですが….

創の汚染とは

では創の汚染とはどういった状態を指すのでしょうか．汚染の度合いは一次縫合をするかどうかの判断を左右しますが，実験的にも臨床的にも創中の細胞数が組織 1 g あたり 10^5 個以上存在すると一次縫合後に感染が高率に合併するといわれています．でもそんなものは実際に見えるものではないので，汚染創かどうかはその受傷機転などから判断するしかありません．具体的には，受傷 3 時間以内の創であればほとんどは一次縫合可能ですし，顔面の裂創であれば 1 日くらい経過していても一次縫合することもあります．逆に新鮮創であっても人咬傷や糞便，膿汁に汚染された創ではどんなに洗浄しても一次縫合は困難でしょう．そういった場合に開放療法や delayed primary closure を選択することとなります．ちなみに洗浄の基本は大量の水で希釈することです（「4. 縫合前処置」参照）．

ここで ER 医として問題になるのは，どういった創に対し一次縫合を選択し，どういった際には開放療法や delayed primary closure，あるいはドレーンなどを留置すればよいかということです．例えば土が混入しそうな創でも創内がしっかり洗浄されれば一次縫合は可能ですし，咬傷でも後述のように顔面や頭皮などでは一次縫合をしたほうがよい場合もあります．大切なこととして，開放か閉鎖かの見極めもそうですが，それ以上にその後の経過観察が重要であると考えます．筆者のスタンスとしては，よほどの汚染創や咬傷でなければまずは一次縫合を試みて，その後感染が疑われるようであれば早期に抜糸して開放療法に切り替えるというようにしています．また汚染創だからといって開放療法を選択すると瘢痕が大きくなってしまうので，適切なドレナージのもとで一次縫合をすると瘢痕を小さくできます（「13. ドレーン留置」参照）．いずれにしても大切なのはフォローで創がしっかり治癒しているかを見極めることであり，もし感染してしまった場合には適切な対処をすることです．

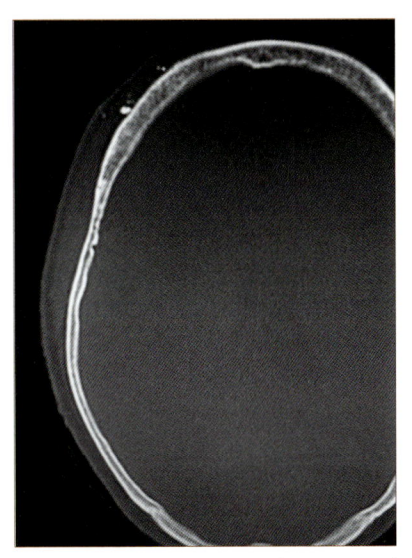

図2 かけていた眼鏡のガラス破片が皮下に残存している．

皮下異物の残存

　異物や壊死組織などの邪魔者があると，治癒するはずの創も治癒しません．特に異物遺残に関しては創内の観察や検索方法が不十分であった場合に起こることであり，創傷治癒の遷延，ひいては医師—患者間のトラブルを引き起こすことになるので注意が必要です（「18．創傷処置にまつわる ER でのトラブル」参照）．

　皮下異物にはさまざまなものがあり，ガラスの破片が散らばった場合は取り除くのに苦労します．図2は，かけていた眼鏡が破損してそのガラスの破片が皮下に残存してしまっている状態です．針とか大きいガラスなどは X 線撮影で写るものの，例えば木片は X 線には写らないので，直視下に検索することが必要です．

　皮下異物の除去に関しては，手技に習熟した医師に依頼すべきでしょう．局所麻酔後に十分な切開を加えます．いずれにしても内部は十分な洗浄が必要なので，切開をためらう必要はありません．それでも異物が発見できないことや，取り除けても折れた破片が残存することがあります．これはどんな達人であっても可能性があることなので，手技の前に十分なインフォームドコンセントが必要となります．

　具体的には異物が見つからない，または摘出できない可能性を事前に伝えておきます．摘出できなかった場合は多くはその後再び感染することになるため，それもいっしょに説明するとよいでしょう．ごく稀に細かい異物であれば，皮膚の代謝と共に自然排出されることはあります．いずれにしてもトラブルを防ぐ秘訣は，十分なインフォームドコンセントです．

顔面の汚染創

　顔面の創傷処置では他部位に比べて修復後の外観に注意をはらう必要があります．四肢に比べて余剰な皮膚が少なく，欠損がある場合は形成外科的な処置を要する場合もあります．当然デブリードマンはごく最小限にすべきです．その半面，顔面は血流が豊富なため，感染に対する抵抗力としては他部位に比べて非常に強く，相当な汚染であっても頑張って縫合してしまってよいと考えます．先にも述べたように1日以上経過している症例，イヌ，ネコ，ヒトなどの咬傷症例，明らかに土などによって汚染されている症例などでも，よく洗浄した後に一次縫合することにより案外感染せずに軽快します．逆に開放創としたり，ドレナージガーゼを創内にこめたりすると，二次的癒合治癒となり瘢痕を残すこととなります．もちろんしっかりと創内まで洗浄することが基本ですが，先述のようにデブリードマンは最小限としましょう．

　そして，顔面の外傷でよくあることですが，創内に泥や砂粒，アスファルトの粉などが入っている場合に，初期治療でそれをそのままにしておくと外傷性の『刺青』のような状態となってしまうので注意が必要です．具体的には柔らかいブラシで洗浄したり，異物鑷子で一つひとつの粒を丁寧に取ったりする必要があります．擦過傷に対して近年は良い被覆材が出ているので，そういったものを使用すればかなりきれいに治癒します．初期対応さえ間違わなければ，ほとんどはERで対応できるものばかりです．

咬傷について

　咬傷は主にイヌ，ネコなどに咬まれることにより生ずる汚染創の一種です．受傷部位としては四肢が多いですが，小児などでは顔面を受傷してしまうこともあります．イヌやネコの口腔内には多数の菌が存在しています．イヌ咬傷では *Staphylococcus aureus* や *Staphylococcus epidermidis*，*Enterobacter sp.* などが多いです．ネコ咬傷ではそれに加え *Pasteurella multocida* や嫌気性菌なども含まれます．また咬傷は形状としては刺創となり，そのままでは内部が洗浄しづらいという側面もあります．こういったことからも感染を引き起こしやすい創の代表格です．ちなみにその菌種や創の形状からも，イヌよりもネコのほうが感染を引き起こしやすいです．

　こういった感染に対する危険因子があるので，創部は原則として開放創として経過観察としましょう．早期に閉鎖しないよう洗浄後に細いガーゼを込めたり（図3），太めのナイロン糸の先を挿入した状態でテープで固定し留置したりします（図4）．創が刺創のようになって奥まで十分な洗浄ができない場合は，少し切開を加えることも必要となります．ただし顔面の咬傷では先述のように一次縫合を試みます．この際，通常行うような埋没縫合は感染の温床となるので避けたほうがよいでしょう．

　イヌ，ネコに比べてヒトの咬傷はよりやっかいです．雑食であるためなのか，感染の危険がより多いとされます．噛みついて受傷するいわゆる咬傷の他に，fight bite

図3　咬傷処置の方法1

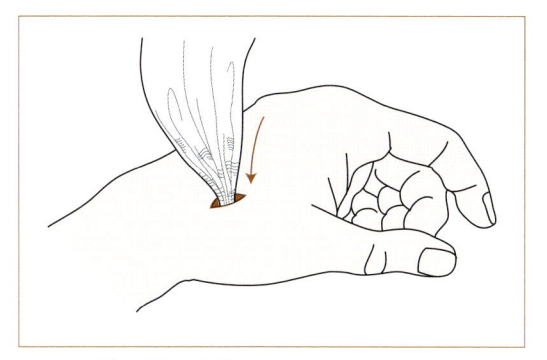

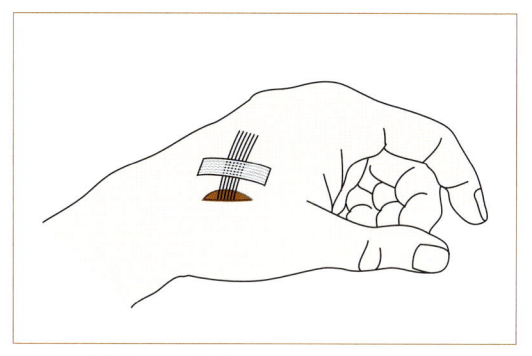

図4　咬傷処置の方法2

と呼ばれるものがあります．これは喧嘩などで顔面を拳で殴打した際に，相手の歯にあたりMP関節あたりに受傷してしまうものです．その受傷機転や創の大きさなどから軽視されてしまいがちですが，手指であることやヒトの咬傷であることを考えると感染のリスクが非常に高いといえます．この際は一次縫合は禁忌です．けいれんなどで自分の舌を咬んでしまった場合は口腔内なので感染することはほとんどないでしょう．

　当然破傷風の予防は必須ですが，狂犬病に関しては日本では昭和20年代より報告がなく，日本国内での咬傷であれば予防に関しては考慮しなくてもよいでしょう．抗生剤は嫌気性菌をカバーできるものとしましょう（「15．処置後の薬物投与」参照）．

まとめ

　創部に対する処置というのはER医のたしなみとして必須です．なぜなら外傷はいつ起こるかわからないものであり，創傷処置は初期治療が最も大切だからです．近年は被覆材の発達により閉鎖療法が流行りのようになっていますが，delayed primary closureも実はそんなに捨てたものではありません．しかし先述のようにそこに明確な基準が存在するわけではなく，さらに継続して創を観察できる能力が必要です．そういった力をER医が習得するためには，より高い知識と技術，そしてそれを身につけるモチベーションや環境など，さまざまなものが要求されます．まわりにいる創傷に詳しい外科医・形成外科医にちょっとお願いしてフォローを考えてみてはいかがでしょうか．

<参考文献>
1) Alexander TT：Wounds and Lacerations. Emergency Care and Closure, 3rd ed. Mosby, St. Louis, 2005
2) Custalow CB：Clinical Procesures in Emergency Medicine, 5th ed. Saunders, London, 2010
3) 夏井　睦：これからの創傷治療．医学書院，東京，2003
4) 笹壁弘嗣：研修医ブックレット（2）創傷管理．三輪書店，東京，1999

11 特別な部位の縫合
専門医への依頼をする前に

若井慎二郎　*Shinjiro Wakai*　茅ヶ崎徳洲会総合病院　救急総合診療部

Key Note
- 特別な部位に対してER医ができる処置の適応と限界を知ろう．
- どのような状態において専門医への即時コンサルトが必要か？
- 併存する合併症の検索をしよう．

はじめに

　ERにはさまざまな外傷患者が訪れます．重症多発外傷患者が搬送されてくることもあれば，ちょっとしたけがで独歩来院する患者もいます．さて，皆さんはこういった患者の中で困った症例に遭遇したことはないでしょうか？

　生命に直結するような多発外傷のマネージメントは皆さんの得意とするところ（？）でしょう．あるいは「ちょっとガラスで手を切った」と言ってERを訪れる患者の縫合はお手のものかもしれません．しかし外傷にはその部位，損傷の程度，種類，合併損傷など，さまざまな問題が付随してきます．本稿では顔面や外陰部など，その『部位』が特殊である外傷について述べていきます．

　顔面外傷や口腔内，外陰部の外傷などは，その特殊性から専門医の判断が必要となることもあります．施設によっても差はありますが，顔面外傷には形成外科医，口腔内には歯科口腔外科医，外陰部などは泌尿器科医や産婦人科医の出番となるでしょう．実際にすべての患者が24時間365日そういった専門医にアクセスできればよいのですが，それは不可能なことですし，そこをなんとかするのがER医の醍醐味でもあります．皆さんがこういった外傷に遭遇した際に，どこまで自分で処置をしてよいのか，どういった処置をすればよいのかなどの判断の一助として本稿を参考にしていただけたらと思います．

顔面外傷

症例 1　患者：25歳，女性
　自転車で転倒して顔面を地面に強打し救急搬送．Primary survey にて明らかな異常認めず，その後のバイタルサインも異常なし．Secondary survey の全身検索にて口腔内の外傷，下口唇の裂創（図1），歯牙の欠損，耳介の損傷を認めた．その他胸腹部の外傷は認めず，四肢は擦過傷程度であった．

　さて，あなたは上記のような患者に対応する ER 医です．形成外科医や歯科口腔外科医の緊急対応は近隣の大学病院まで搬送しなければいけない状況だとしたら，あなたはどうしますか？　若い女性ということもあり縫合をためらう方もいるかもしれませんが，そこまで複雑な創でなければ，ここはちょっと頑張ってみましょう．

1 口腔周辺の外傷の処置

　まず，口腔周辺の外傷において最優先で考慮すべきは，当然気道の確保です．特に鎮静などをする場合にはしっかりとした気道管理のうえで行います（鎮静の詳細に関しては他稿参照）．ついつい時間がかかる縫合に夢中になって ABC のチェックを怠ることなど決してないようにしましょう．

　続いて骨折の有無や唾液腺の損傷などを検索します．本症例のように歯の欠損がある場合は，可能な限りその歯の所在を確認します．粘膜下や深部組織あるいは気管支内に迷入したままにしておくと重大な問題を引き起こすことがあるため，積極的に X 線撮影などでしっかりと確認しておきましょう．唾液腺の損傷が疑われる場合には，無理な縫合はせずに専門医にコンサルトしたほうが無難です．

　いよいよ縫合を始めましょう．

　口腔内の創に関しては，前述のような深部組織の損傷がなければ縫合が不必要であることが多いです．なぜなら口腔内の創は驚くほど治癒が早く，また口腔内の環境が清潔に保たれるはずがないにもかかわらず，けっこうきれいに治癒してしまうからです．目安としてはごはん粒が入らない程度に合わせておけばよいでしょう．縫合には吸収糸を用いますが，その後のフォローとして必ずしも抜糸の必要はありません．実際には吸収されるまで待つまでもなく勝手にほどけてしまうことが多いので，その旨をお話ししておけばよいでしょう．縫合後の食事は軟らかいものを食べ，食後にうがいをしっかりするよう指導しておきましょう．

　あとは小児によくあるのですが，上唇小帯を損傷（図2）してびっくりした母親に連れられてくる子どもをよく見かけます．こういった場合でも，止血さえ得ていればその処置は不要です．母親につられて慌てないようにしましょう．

　舌の損傷に関しても，同様に口腔内なのでちょっとした創なら縫合不要です．創が大きい場合や止血困難な場合，筋まで達している場合には縫合が必要かもしれませ

ER の創傷

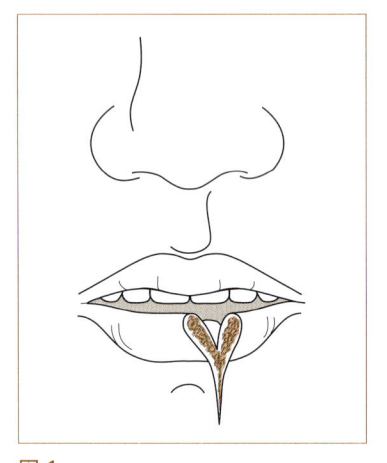

図1
下口唇が赤唇縁をまたいで損傷されている.

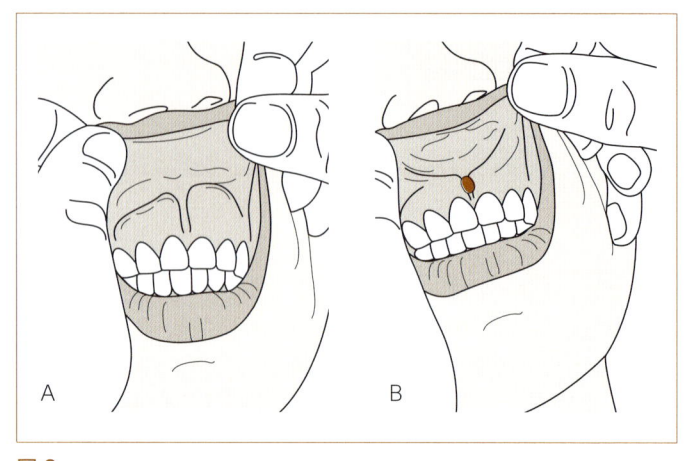

図2
A：正常な上唇小帯，B：裂傷した上唇小帯.

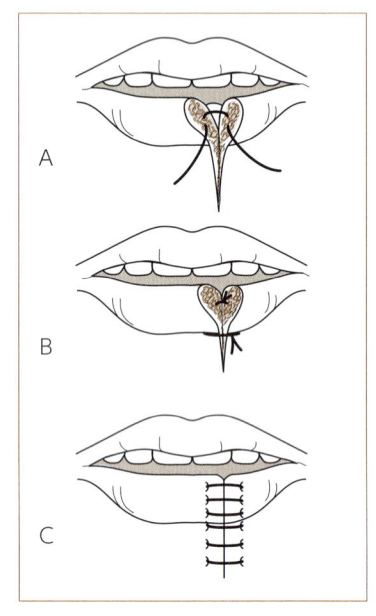

図3　口唇の縫合

　ん．その場合も吸収糸で比較的大きく縫合すればよいでしょう．筋層まで損傷している場合でも，粘膜と一緒に1層に縫合してしまってよいです．舌の損傷は小児などでは特にそうですが，しっかりとした麻酔または鎮静が必要となることが多いので，むしろそちらに気をとられてしまいがちです．

　口唇の縫合で重要なのは『ホワイトライン』と呼ばれる赤唇縁，つまり色が赤色にかわる境目を合わせることです．手順としては，①口輪筋を損傷している場合には吸収糸でそれを中縫いする（図3A），②表層の1針目としてホワイトラインを合わせるように縫合する（図3B），③その他の部分を縫合していく（図3C），となります．特に口唇に対し斜めに創傷がある場合にはホワイトラインがずれないように注意が必要です．これが1mmでもずれていると，治癒後にははっきりとした瘢痕になってしまうから要注意です！　縫合糸としては，ホワイトラインを境に皮膚側ではナイロン糸などの非吸収糸，粘膜および赤唇部には吸収糸を用いるようにしています．縫合糸の跡がつかないようにするために，抜糸は通常の縫合よりやや早めに4～5日で抜糸とします．この口腔内の吸収糸に関しても前述通り必ずしも抜糸の必要はありません．

2 歯の欠損に対する処置

　歯の欠損に関してもERで緊急に処置できることがあるので，ちょっとだけその方法を紹介しておきます．歯の損傷としては，歯が根っこから抜けてしまう『脱臼』（図

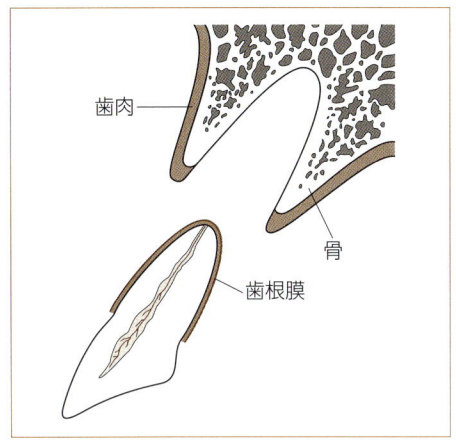

図4　歯牙脱臼

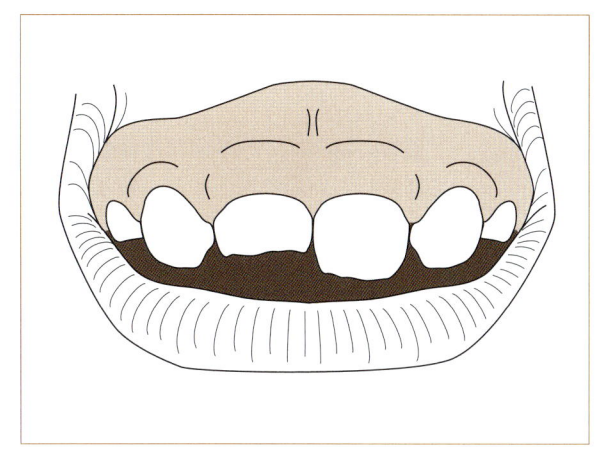

図5　歯牙破折

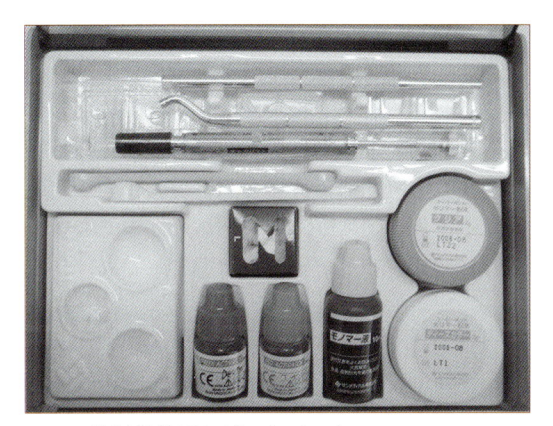

図6　歯科接着用レジンセメント

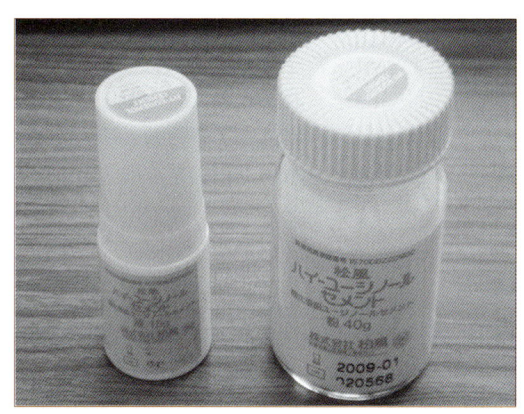

図7　歯科用酸化亜鉛ユージノール製剤

4）と歯が折れてしまう『破折』（図5）があります．

　脱臼に対しては，その歯があれば元に戻すような処置をしてあげると後々さし歯にならなくて済みます．しかし歯根膜の細胞はすぐに損傷されてしまうため，実はこの処置は急がなければならないのです．まずは脱臼歯およびそれが入る歯肉の部分に明らかな異物が付いていれば，やさしく洗浄します．ここで決して激しく洗浄しないこと．そしてゆっくり嵌めてあげて固定します．この固定の方法はいくつかあり，縫合糸にて隣接する歯とつなげてしまうという方法もありますが，われわれは接着用レジンセメント（図6）を用いて隣接する歯と接着しています．この戻した歯がきちんと機能するかどうかは脱臼から再挿入までの時間と関係し，1分ごとにその生着率が落ちていくともいわれています．では歯が嵌められないような複雑な損傷ではどうするか．間に合うように早期に歯科または口腔外科にコンサルトすることができれば，その自分の歯を再び生着させることができます．その時に忘れてはいけないのが歯の保存方法です．生食よりも，Hank's solutionという液体につけておくのがよいです．でもそんなの置いてないよ…という皆さんは牛乳で代用できることを知っておくと便

利です．まぁ，どちらにしても脱臼してから30分もしたら生着率はどんどん落ちるとされるので，こういった症例に遭遇したときはちょっと時間を意識してみてはいかがでしょうか．

　破折の場合は，その歯牙片はもうくっつくことはありません．皆さんもう歯の治療で経験しているでしょうが，残った根部の上に義歯をかぶせていくことになります．つまりERで根治できることはないのですが，実は歯折で歯髄が露出してしまっているとこれはとても痛い（これも皆さん経験あり？）．そういったときには歯科用ユージノールセメントなど（図7）を用いてコーティングしてあげると，それだけでも痛みはだいぶ緩和されます．象牙質のみの露出の場合でもセメントでカバーしておけば歯髄への感染を予防し，抜髄処置の可能性を減らせます．夜中に開いている歯医者はほとんどないので，こういった対応能力も必要ですね．

3 耳介損傷の処置

　さて，次は耳介の損傷です．耳介の裂傷は軟骨にまで達していなければ細めのナイロン糸などで丁寧に細かく縫合するのみです．軟骨まで達している創でも基本は同様です．縫合してみればわかりますが，軟骨自体は縫合糸を通してもすぐに裂けてしまい，なかなかうまく縫合できません．大きく変形していなければ，むしろ軟骨には縫合針をかけず，その表層となる皮膚をしっかり縫合すれば問題なく治癒します．問題となるのは皮膚が欠損して軟骨が露出している場合ですが，そういったときでも軟骨をデブリードマンしてから皮膚を縫合し，軟骨が露出していない状態にしてあげればよいでしょう．やむをえず皮膚をデブリードマンしなければならない場合には，軟骨が露出しないよう最低限のデブリードマンにおさえます．耳介が取れてしまいそうな損傷では可及的に縫合接着を試みてもよいですが，完全欠損の場合はその生着は困難です．後日形成外科で再建術がなされることでしょう．

　創傷の縫合ではないけれど，耳介の血腫に関しても一言．耳介の血腫はそのままにしておくと軟骨に炎症を起こしたり，カリフラワー耳と呼ばれるような変形治癒をしたりするので処置が必要となります．表面に近い部位の血腫なので血を抜くことは簡単なのですが，問題はその後の圧迫方法をどうするかです．やってみればわかりますが，耳介というのは複雑な形に突出した器官なので，テープで固定するのは意外と難しいです．成書には耳介の前後に圧迫ガーゼを置いて額全体に包帯を巻く方法（図8）や，耳介を貫通させて縫合圧迫する方法（図9）などが知られています．翌日にはフォローとして，血腫が再び増大してきていないか，感染兆候などはみられないかなどを観察しなければなりません．ところで上記2つの方法は圧迫法としては確実ではありますが，ちょっと大げさな気がする方もいるでしょう．翌日に確実にフォロー可能であれば，テープのみの固定でもよいかもしれません．ちなみに筆者はゆるいバネのついたクリップのようなものを用いて圧迫してもらった経験があります．でもこれも恥ずかしいかな？

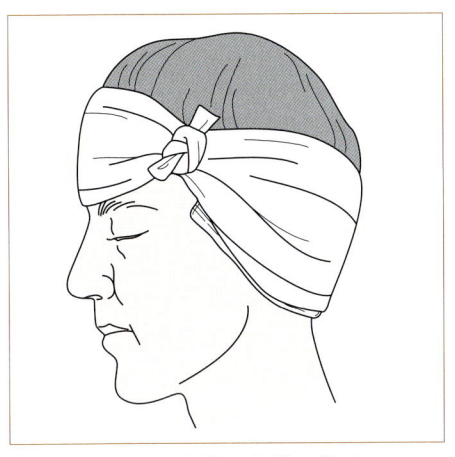

図8 耳介を含め頭部を包帯で巻く

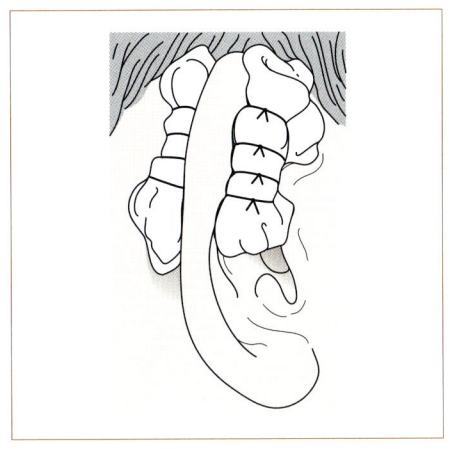

図9 耳介を貫通縫合してガーゼを固定，圧迫とする

外陰部損傷

症例2

患者：30歳，男性
　鉄の杭が出っ張っている地面に転倒して尻もちをつき，会陰の外傷を負ったとのことで救急搬送．症例1と同様，primary surveyには異常がなく陰茎および陰嚢に外傷があるのみである．

　上記のような患者に対応してみましょう．まずは縫合の前に生命に直結するような外傷がないかを検索します．すなわち骨盤骨折や膀胱損傷，尿道損傷などです．下腹部の診察を丹念に行い，必要があれば骨盤部の造影CTや逆行性尿路造影検査などを施行します．鈍的外傷で多い膀胱破裂や会陰部の損傷（特に騎乗型損傷）で多い完全尿道断裂の場合は，膀胱瘻造設などの外科的手技が必要となってくるのでコンサルトが必要です．
　陰茎の外傷は陰茎海綿体白膜より表層までならそのまま1層で縫合してしまっています．それより深層の陰茎海綿体白膜および陰茎海綿体が断裂した状態を陰茎折症（図10）といいます．上記のような偶発的な外傷よりは自慰行為などに伴って起こることが多く，血腫を伴うことにより陰茎自体の腫脹，変形，変色をきたします．血腫によって白膜断裂部がわかりづらいため，手術療法によって血腫をしっかり取り除き，白膜を縫合閉鎖する必要があります．すなわち泌尿器科の出番です．めったにお目にかかることはありませんが，陰茎切断というのも報告されています（これはイタそうだ…）．受傷機転としては精神疾患患者の自傷行為が9割を占めるものですが，当然早期に泌尿器科医へのコンサルトを要します．手術としては尿道と陰茎海綿体，

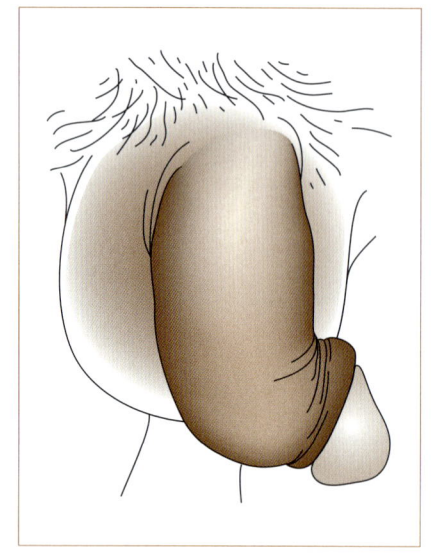

図10　陰茎折症

皮膚の縫合のみでもよいですが，マイクロサージャリーで動静脈や神経を縫合すると予後がよいという報告もあります．
　精巣は可動性に富んだ組織であり，かつ強靭な白膜に包まれているため，よほど強い外力が加わらなければ精巣破裂や精巣脱出などの損傷は起こらないとされます．ER医が縫合できる範囲としては，陰茎と同様に白膜より表層までの損傷です．陰囊は精巣にたどりつくまでにいくつもの層が重なってできていますが，白膜より表層であれば1層で縫合してよいです．精巣自体の損傷が疑われる場合には泌尿器科へのコンサルトが必要です．

爪部損傷

症例3
患者：43歳，女性
　車を降りる際に右手第2，3指を車のドアに挟んだとのことで独歩にて受診．爪が剥がれて出血しているとのこと．

　最後に爪の外傷について述べます．まずは爪周囲の解剖を理解しておきましょう（図11）．このあたりの解剖って意外と複雑ですよね．指先の損傷なのでまずは他外傷と同様に深部の外傷がないかをしっかり検索しましょう．特に指先の開放骨折などは見逃さないように．
　爪の部分の外傷で最も重要なことは『後に変形を残さないこと』であり，そのためには『解剖学的に元のとおりに戻す』ことが重要となります．ここで大事な部分は爪母や爪床などであり，この部分に外傷がないかをしっかり検索します．
　まずは，よくある爪甲の剝離，単純に爪甲が剝離しただけならそのまま同じように戻してあげればよいです．その際に爪床に損傷がないかをよく観察します．局所麻酔後に汚染があれば洗浄し，なるべく元に戻るように爪上皮と爪母の間に爪根をしっかり挿入してあげましょう．爪床部の露出に対して何かでカバーしてあげなければならないのですが，解剖学的にも生理学的にも自身の爪甲が最適です．ガーゼやドレッシング材だと爪床に強固に癒着してしまい，再診時に剝がすときにとても痛い．筆者はけっこう爪甲が損傷・汚染していても，洗浄したりしてなんとか爪床自体でカバーす

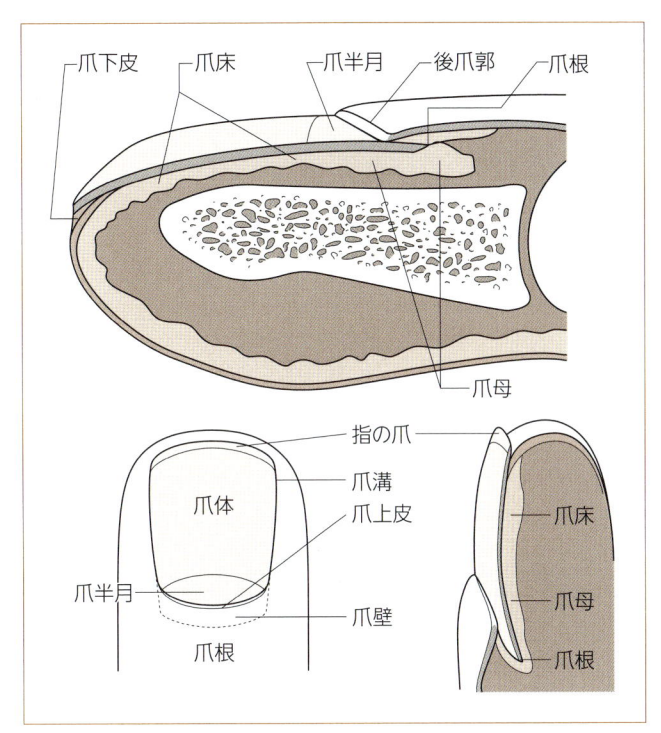

図11　手指の爪部の解剖図

るようにしています．元に戻した爪甲がゆるい場合には爪甲基部に爪を貫通するように縫合固定したり（図12），爪床部に皮膚接着剤（ダーマボンド®）で固定してあげてもよいでしょう．ちなみにこのカバーとした爪甲はごくまれにしか生着することはないので，後で剥がれ落ちてしまうこと，下から新しい爪が生えてくることなどをインフォームしておきます．爪甲が完全に剥離していなくても，爪根の一部が後爪郭より表層に露出してしまうことがあります．この場合も元に戻すように爪根部を挿入しなければ感染しやすいので注意しましょう．

　爪床部が損傷している場合にはその修復が必要となります．爪とはこの爪床が硬化して形成されるものですから，この部分が変形治癒してしまうとずっと爪が変形してしまうという後遺症が残ります．つまりこの爪床がしっかり変形しないようにしなければなりません．爪甲が剥離して爪床の損傷が見えている場合にはそのまま爪床を縫合しましょう　縫合には細い吸収糸を用いればよいです．小さな裂創であればその後に爪甲でカバーすることを考えてダーマボンド®が適しています．爪甲が不完全に剥離していて爪床が詳細に観察できない場合には，爪甲を剥がしてしっかり観察する必要があります．特に創が爪母までかかってしまう場合（図13）には，爪甲を剥離して吸収糸で縫合しましょう．当然剥離した後はその爪甲を戻して爪床をカバーします．ただし爪床がそこまで変形治癒しないであろうと予想されるような小さい裂創の場合には，そのまま爪甲ごとダーマボンド®で固定しておけばよいでしょう．

　いずれにしても爪部位の損傷はとにかく痛いです！　処置時に局所麻酔をするのは

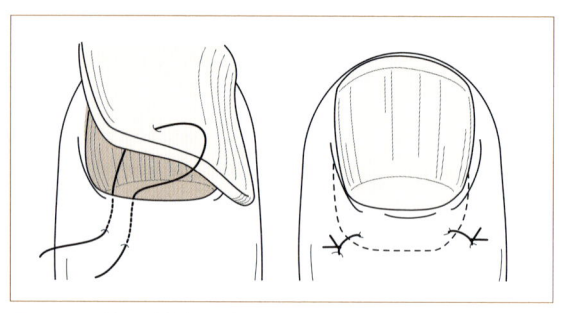

図 12 爪部の縫合固定
図のように縫合糸を通し，爪基部を貫通させて縫合固定する．

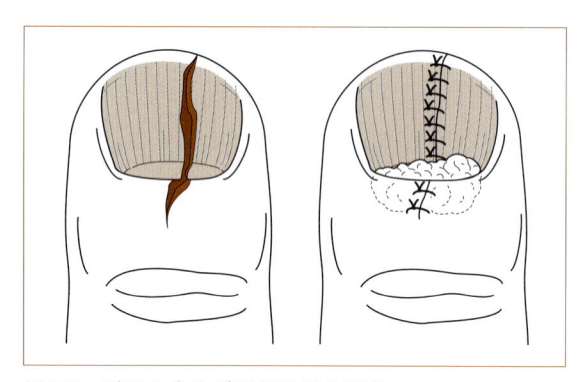

図 13 爪母を含んだ裂創の縫合固定
爪を剥離してから図のように吸収糸で縫合する．

当然（他稿を参照）ですが，後日処置することも考えて対処するようにしましょう．

まとめ

　ここに挙げたような創傷はいつ何時でも起こるものです．つまり運が良ければ専門医に診てもらえますが，その多くは ER 医が診察しなければなりません．いい加減な処置をするくらいであればコンサルテーションは必須ですが，こういった処置を勉強しながら，いざというときに対応できる『かっこいい ER 医』を目指してみてはいかがでしょうか．

<参考文献>
1) Alexander T：Wounds and Lacerations. Emergency Care and Closure, 3rd ed. Mosby, St. Louis, 2005
2) Custalow CB：Clinical Procesures in Emergency Medicine, 5th ed. Saunders, London, 2010
3) 北原　浩，太田　凡：救急・ER エッセンシャル手技．メディカルサイエンスインターナショナル，東京，2008

12 特殊な創と専門医への紹介

村尾 良治 *Ryoji Murao* 茅ヶ崎徳洲会総合病院 救急総合診療部

Key Note
- 特殊な創に対する初期診察，処置に対して理解しよう．
- ER で可能な処置と専門医への紹介のタイミングを知ろう．

はじめに

　ER では開放骨折や腱断裂などに遭遇することはよくあります．また，まれに神経損傷や離断，電撃症，注入損傷なども経験します．これら特殊な外傷は最終的には専門医の手に委ねられることが多いですが，その前段階として ER での正確な診断，処置が求められます．本稿では特殊な創に対する初期診察，ER で可能な処置などについて述べます．

開放骨折

1 開放骨折とは？

　開放骨折とは，骨折部と外界との交通のあることを示します．高エネルギー損傷であることが多く，骨と軟部組織の損傷は高度となります．損傷を受けた組織は細菌汚染や周囲を囲む血腫などのため，骨折治癒帰転に不利な状況となり，感染症，遷延治癒，偽関節などのリスクが高くなります．

2 開放骨折と感染

　ほとんどの開放骨折（60〜70％）は受傷直後に細菌で汚染されています．しかし，これらの細菌の大部分が比較的無害な表皮と外界の汚染菌で感染を起こすのはまれです．つまり，汚染されているけれど感染は起こしていません．多いのは病院搬入後の汚染による病原性黄色ブドウ球菌，腸球菌，あるいは緑膿菌などによるものです．こ

表1　Gustiloによる開放骨折の分類

Type Ⅰ	開放創が1 cm以下で汚染の少ないもの.
Type Ⅱ	開放創が1 cm以上であるが，広範な軟部組織損傷や弁状創を伴わないもの.
Type Ⅲ-A	広範な軟部組織の剥離や弁状創を伴うが，軟部組織で骨折部を被覆可能なもの.
Type Ⅲ-B	骨膜の剥離を伴う広範な軟部組織の損傷と，著しい汚染を伴うもの.
Type Ⅲ-C	修復を要する動脈損傷を伴うもの.

のように，実は病院搬入後汚染による感染が最も多いのです．

3 分類

最も一般的に使用されているのはGustiloの分類です（表1）．

比較的単純な分類ですが，予後の指標として有用であり，骨癒合時期，偽関節発生率，骨移植の必要性に関して有用と認められています．ただ，分類が単純であるがゆえに主観的な評価により判定者間で不一致が生じる確率が高いという欠点もあります．

4 ERでの初期評価と処置

1．損傷の評価，記録

創の大きさ，深さ，血管，神経，筋肉，腱組織などの軟部組織の損傷程度を記録します．可能であればできるだけデジタルカメラにて創を撮影します．骨折の有無を確認するためX線撮影を行います．

2．開放創の洗浄，被覆

大きな異物などがあれば除去し，創汚染がひどければ生理食塩水などで洗浄します．出血があれば滅菌ガーゼを重ねて手で圧迫止血します．

3．骨折の整復と固定

変形した四肢は愛護的にアライメントを整えます．損傷肢はオルソグラスなどで副子固定し，再度X線撮影，必要であればCT撮影などを行い，治療プランを立てます．

4．抗菌薬投与

Type Ⅰ，Ⅱなら第一，第二世代セフェムの24時間投与，Type Ⅲ以降ならアミノグリコシド系を追加し72時間投与とします．患者が過去10年間に破傷風予防接種を受けていない場合は破傷風トキソイドと破傷風免疫グロブリンの投与を検討します（「15．処置後の薬物投与」参照）．

5 注意点，ピットフォール

＜診察＞

1．さらなる汚染の防止

創部を覆っているガーゼはできるだけ動かさないようにします．特に研修医は口頭ではなかなか専門医に状態を正確に伝えられないために何度もガーゼを取り外してしまいます．既述したように感染のほとんどは搬送後の院内感染によるものとされており，複数回のガーゼの除去は院内感染のリスクを高めてしまいます．そのため，創部の観察はできるだけ少なくし，デジタルカメラなどで正確に記録するようにします．

2．ピンフォールや爪基部などの創を見逃さない

見逃しの多いのが，ピンフォール様の創や爪基部などの小さな創です．

創がどれだけ小さかろうが開放骨折には違いありません．骨折においては大きな創はもちろんですが，このような小さな創もしっかりと検索し開放骨折を見逃さないようにします．

また，このような小さな開放創は新たに皮切を加えて創口を広げて洗浄すべきですが，創の延長の方向，程度は，必ず専門医に相談してから行います．皮切の方向は後の観血的手術などにおいてその皮切も利用するため，手術を行う専門医に相談する前にむやみに創を延長してはなりません．

3．X線撮影について

固定を行う前の最初のX線撮影は撮影肢位をとるために痛みが強い場合は，無理に多方向からは行わず1方向のみで行います．固定後に正確なX線写真を撮影するようにします．

＜処置＞

1．止血は圧迫で

出血はガーゼなどで圧迫止血にて対処するようにします．器具での止血は行いません．

どうしても出血のコントロールができずvitalが不安定になる場合は器具での止血を行いますが，新たな損傷（神経，血管など）をきたすおそれがあるため，専門医と行うほうが安全です．

2．整復は愛護的に

整復はあくまでも愛護的に行い，新たな損傷（神経，血管など）を生じないように注意します．ERでは虚血の解除と出血制御を目的とし，正確な固定は追及せず，副子固定が可能となるアライメントを獲得する程度でよいでしょう．後に専門医にて正確な整復，固定を行うほうが安全です．

3．抗菌薬投与について

長期の抗生剤投与は不要です．むしろ耐性菌出現のリスクが高まります．手術ごと

の予防投与を短期間で投与することが推奨されています．

6 専門医への紹介
　以上の処置を，受傷から6時間以内（いわゆる golden time）で行うようにします．これ以降の治療は十分な麻酔のもとで専門医と一緒に行うようにします．

腱断裂

　比較的頻度が高く，トラブルの多い手の腱断裂について述べます．
　原因としてはガラス，刃物による手指の開放損傷，骨折治癒後（colles 骨折など）や関節リウマチ，透析患者などに生じる皮下断裂などがあります．

症例 1
患者：45 歳，男性，職業：林業
主訴：右示指の挫創，右示指の屈曲不全と知覚障害．
現病歴：作業中に，誤って電気鋸で，右手掌から示指基部を切ってしまった．
所見：手掌中央部から示指基部にかけて約 3 cm の鋸創を認めるが，出血は軽度で，示指先にもチアノーゼはない．示指はすべての関節が伸展位で，自動屈曲は不可能．示指の知覚も不明瞭．

1 ER での初期評価と処置
1）損傷部位により治療方針，機能的予後が異なってくるので，屈筋腱の zone 分類（図1），伸筋腱の Verdan の zone 分類（図2）を理解しておく．
2）神経損傷（知覚障害の有無），血管損傷（指の循環状態）の合併の有無を調べる．
3）挫創がある場合は汚染の程度を把握する．
4）新鮮例で創感染のない症例は早期に手術を行う．
5）挫滅創など創感染の可能性がある場合は創洗浄，デブリードマンを行う．腱の断端が見えている場合は周囲軟部組織に stay suture を行い皮膚閉鎖をして，待機的に手術を計画する．
6）創汚染のひどい場合は無理に皮膚閉鎖はせず，開放創のままとする．
7）陳旧例（受傷後4週以上経過）および皮下断裂では腱移行，腱移植などの手術を計画する．

2 固定について
1．屈筋腱断裂
　手関節軽度屈曲位，MP 関節 40〜50°屈曲位でギプスシーネにて固定する．

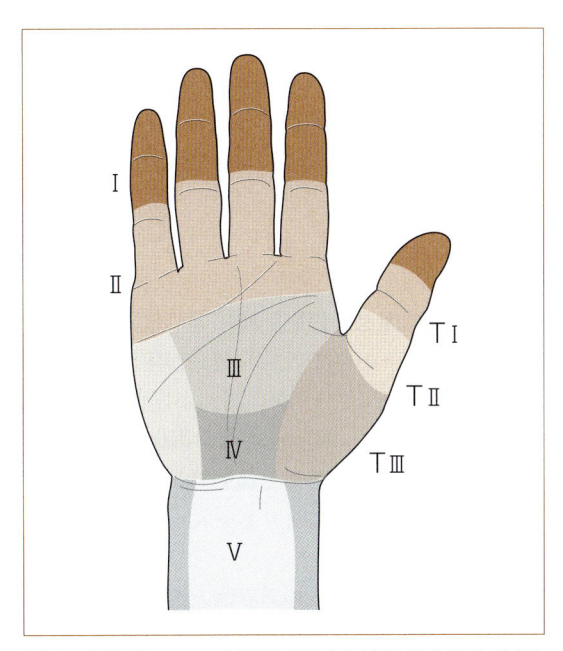

図1 屈筋腱 zone 分類（国際手の外科学会連合分類）
zone Ⅰ（指尖部）
zone Ⅱ（no man's land．手掌末梢側横皺より浅指屈筋付着部までの部分）
zone Ⅲ（手掌部）
zone Ⅳ（手根管部）
zone Ⅴ（前腕部）

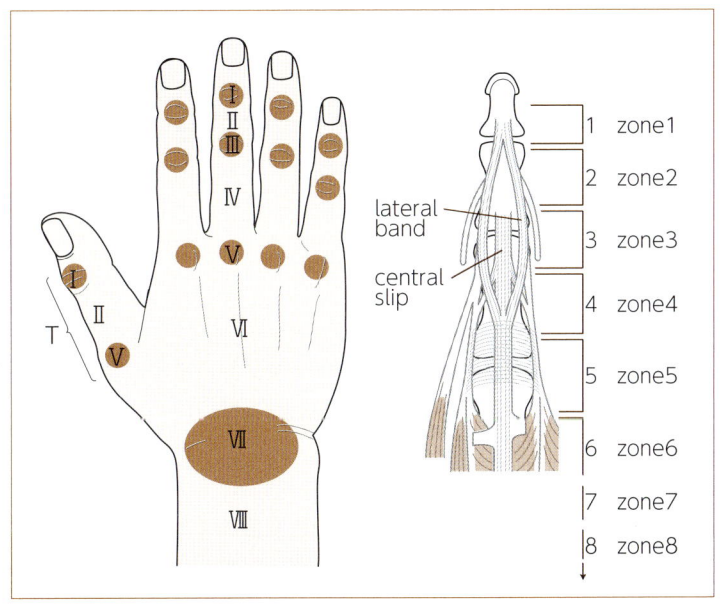

図2 伸筋腱の Verdan の zone 分類
母指はＴⅠ～ＴⅤと命名（国際分類）．

2．伸筋腱断裂

zone Ⅰ，Ⅱ：DIP 関節のみを伸展位に固定する．
zone Ⅲ，Ⅳ：手関節背屈位，MP 関節屈曲位，PIP 関節伸展位で固定する．
zone Ⅴ，Ⅵ：手関節背屈位，MP 関節屈曲位で固定する．

3 注意点，ピットフォール

<診察>

1．深指屈筋腱損傷と浅指屈筋腱損傷の鑑別

深指屈筋腱は個々の指での独立運動が困難で浅指屈筋腱は可能です．手指全体を握らせたとき，一部の指だけ DIP 関節が屈曲できない場合，その指の深指屈筋腱断裂が疑われます（図 3）．浅指屈筋腱が損傷されていなければ，PIP 関節までは屈曲可能です．各指を完全伸展させた状態で 1 本の指だけ自動屈曲させた場合に屈曲できれば浅指屈筋腱の完全断裂はありません（図 4）．

2．意識障害のある患者や神経麻痺との鑑別

意識障害で自動運動が困難な患者や神経麻痺との鑑別が難しい患者では，前腕での squeeze test が有用です（図 5）．前腕屈側を強く握り込むと屈筋腱の連続性がある指は屈曲しますが，断裂した指は曲がりません．

3．屈筋腱断裂と前骨間神経麻痺

前骨間神経麻痺では母指 IP 関節，示指 DIP 関節屈曲障害を呈しますが，知覚障害は認めないため，屈筋腱断裂との鑑別が困難なことがあります．

4．伸筋腱の zone Ⅲ損傷

PIP 関節直上で central slip（図 2）が損傷されることが多いです．リウマチなどの関節炎では同部の rupture を起こします．外傷では受傷時には lateral band が作用して PIP 関節が伸展できるため腱断裂と診断されずに放置され，徐々に lateral band が側方にずり落ちて遅発性にボタン穴変形を起こします．

<処置>

1．皮膚縫合について

初療での皮膚縫合はできるだけラフに行います．密に縫合を行うと腱縫合の手術の際に癒着の原因となり治療が難しくなる可能性があります．

2．MP 関節の伸展拘縮

手背，前腕の損傷の固定では MP 関節の伸展位拘縮が問題となります．MP 関節では伸展時に側副靱帯が緩み，屈曲時に緊張します．MP 関節を伸展位で固定すると側副靱帯が緩んだ状態が持続するため固定除去後に屈曲（側副靱帯の緊張）が困難となってしまいます．よって固定肢位は拘縮を避けるため，できるだけ MP 関節屈曲位とします．

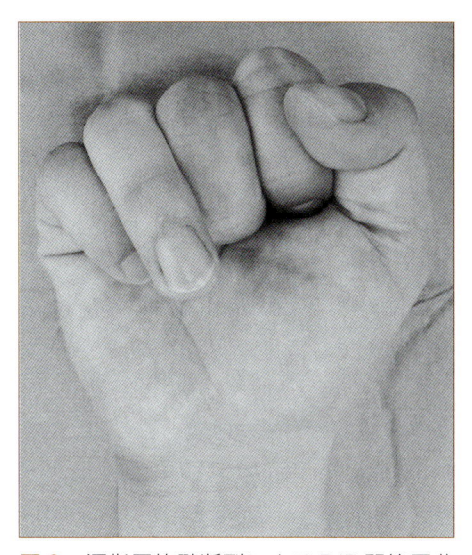

図3 深指屈筋腱断裂による DIP 関節屈曲不能例

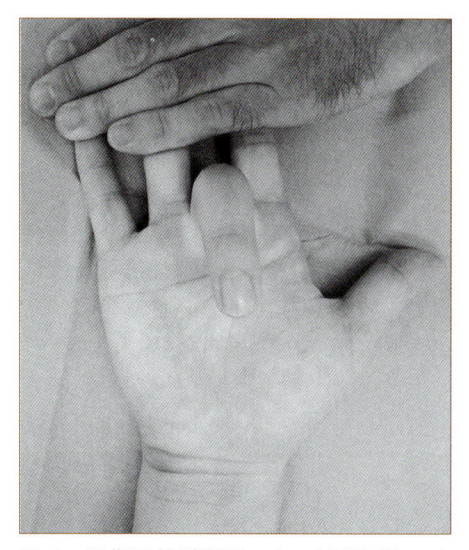

図4 深指屈筋腱断裂でも，浅指屈筋により PIP 関節は屈曲可能

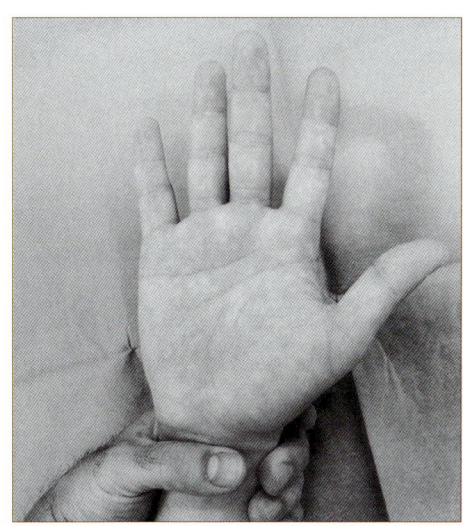

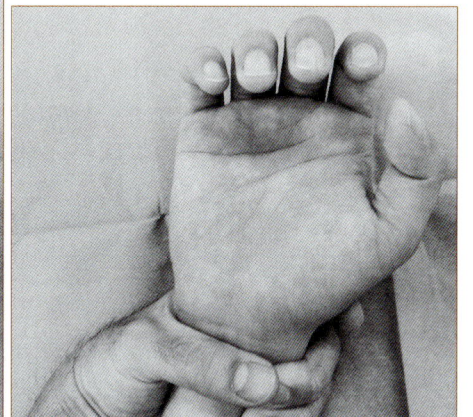

図5 Squeeze test
前腕を強く握ると，腱に連続性があれば指の屈曲が起こる．

3．屈筋腱の zone Ⅱ損傷

No man's land と呼ばれる zone Ⅱは浅指屈筋腱と深指屈筋腱が同じ靱帯性腱鞘内を走行しており，腱縫合後に癒着をとくに生じやすい部位でもあります．この部位での屈筋腱損傷はとくに治療が困難な部位です．

4 専門医への紹介

ER では創洗浄，デブリードマン，皮膚閉鎖，固定の処置まで行い，腱縫合は基本

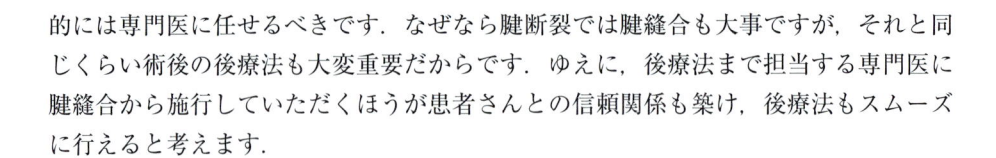

的には専門医に任せるべきです．なぜなら腱断裂では腱縫合も大事ですが，それと同じくらい術後の後療法も大変重要だからです．ゆえに，後療法まで担当する専門医に腱縫合から施行していただくほうが患者さんとの信頼関係も築け，後療法もスムーズに行えると考えます．

> **症例1の診断と処置**
>
> 診断名：示指屈筋腱断裂，指神経損傷
> 処置，治療：電鋸創は，通常，挫滅が強く，創内には異物が入り，感染の可能性が高いので十分に洗浄を行った．可能な範囲でデブリードマンを行った（前腕は狭い部分に神経，血管，腱，筋肉があり，安易なデブリードマンは危険であるためデブリードマンは最小限にとどめる．皮膚欠損がある場合は wet dressing にて対応する）．シリコンドレーンを挿入し，皮膚のみを rough に縫合した．24時間後にドレーンを抜去し整形外科へ紹介受診．
> 　　　　　後日，屈筋腱再建術，神経縫合術が行われた．

神経損傷

頻度の多い上肢の神経の損傷を中心に述べます．
　開放創では切断レベルを知ることは比較的容易ですが，閉鎖性損傷では部位の特定が困難な場合があります．診断には詳しい病歴聴取と解剖学的知識が大事です．

> **症例2**
>
> 患者：45歳，女性，主婦
> 主訴：右手指しびれ
> 現病歴：自宅内で転倒した際にガラス戸に手を突っ込み受傷．
> 所見：右前腕屈側遠位部に約4cmの切創あり，母指から環指にかけて知覚鈍麻を認めた．母指と他指との対向運動がまったく不能．

1 ERでの初期評価と処置

原因別，損傷神経別に診察のポイントを挙げます．

＜原因＞
1．開放創による損傷
　完全断裂の場合は診断は容易ですが，部分損傷が疑われる場合は麻痺形をみるよりは直視下で観察したほうが確実です．

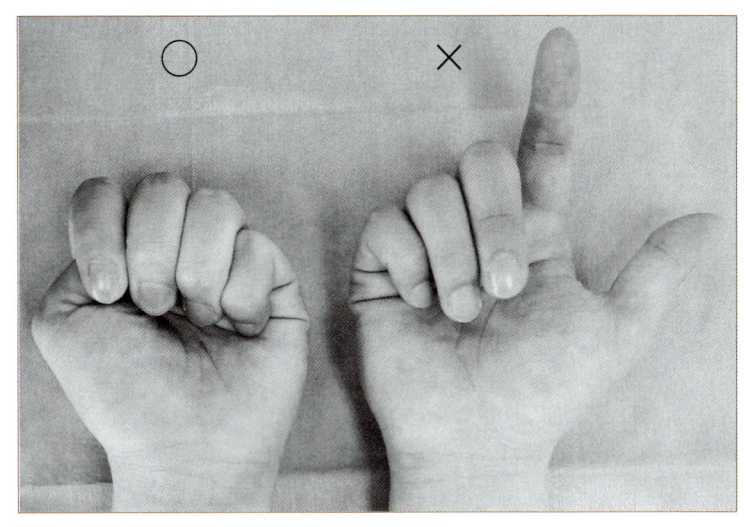

図6　正中神経麻痺

2．骨折・脱臼による損傷

特有の神経損傷を合併することがあるので，その骨折・脱臼をみたら麻痺の有無を確認します．

- 肩関節脱臼⇒腋窩神経麻痺，上腕骨骨折⇒橈骨神経麻痺
- 上腕骨顆上骨折⇒正中神経麻痺，Monteggia骨折⇒後骨間神経麻痺
  月状骨周囲脱臼⇒正中神経麻痺

3．圧迫による損傷

頻度の多いのは，飲酒後に頭を腕にもたれて眠ってしまった後の橈骨神経麻痺（下垂手），ギプスや牽引架台での圧迫による腓骨神経麻痺（下垂足）です．

＜損傷神経＞

1. 正中神経：完全に握りこぶしができればOK
   - 高位麻痺では握りこぶしをつくったときに母指・示指の屈曲ができない（図6）．
   - 低位麻痺（前骨間神経麻痺）では同じ動作でも母指のIP関節と示指のDIP関節の屈曲のみができない（tear dropサイン）．

2. 橈骨神経：手関節の背屈，手指の伸展ができればOK
   - 高位麻痺では典型的な下垂手となり，母指・示指間背側の知覚障害をきたす．
   - 低位麻痺（後骨間神経麻痺）では手関節の背屈は可能で知覚障害もないが，指MP関節や母指の伸展ができない（下垂指）．

3. 尺骨神経：指の内外転，claw finger，Froment's paper signをチェックする
   指伸展位で内・外転が障害される．小指，環指の虫様筋・骨間筋の麻痺により特有

な手の変形（claw finger）をきたす．母指内転筋の麻痺により，母指と手掌の橈側縁で紙を挟むことができない（Froment's paper sign）．

2 治療

基本的には良肢位固定（上肢：手関節背屈10〜20°　手指の関節はボールを軽く握った時の状態，腓骨神経麻痺：足関節底背屈0°）を行います．開放創を伴う神経損傷の場合は，多くは一期的に神経縫合が可能ですが，創部の汚染がある場合はいったん創を被覆して二次的に神経修復を考慮します．

3 注意点，ピットフォール

1．骨折・脱臼による神経麻痺

整復・固定を行う前後に必ず神経麻痺の有無を確認します．麻痺が受傷直後より存在するのか，整復により生じたのかにより後の処置も変わってきます．特に肩関節脱臼の腋窩神経麻痺は比較的頻度も高く，見逃されやすいので注意します．

2．手関節，手掌での腱損傷と神経損傷の鑑別

手関節や手掌では複数の腱と神経が並行しているため，同時損傷がしばしばみられます．完全断裂した腱は，筋肉の力により近位側に退縮することが多いです．完全断裂していながら両端がその位置にとどまっている索状物は神経であることが多いです．また，腱の場合は遠位側を引っ張ると，当該指や手関節の運動がみられます．さらに神経の場合は断面をよくみるといくつかの神経束が区別できます．

4 専門医への紹介

ERでは開放創で汚染がある場合は創洗浄を施行，可能であれば創閉鎖を行います．固定は良肢位固定とし，専門医へ紹介します．汚染が軽度の開放創は一期的に神経縫合が可能であるため，できるだけ早期に紹介するのが望ましいでしょう．

症例2の診断と処置

診断名：正中神経断裂
処置，治療：創部の十分な洗浄，ガラス片の検索，除去を行い，皮膚縫合を施行．
　　　　　　整形外科へ紹介し神経縫合術を施行された．

MEMO　おもしろい症例（電車神経麻痺？）

余談ですが当院（茅ヶ崎徳洲会総合病院）では年に数例，電車乗車後の橈骨神経麻痺！？を経験します．茅ヶ崎駅は東京駅から東海道線で約60分という立地で，東京からの会社帰りの方が，帰宅中の電車で居眠りをし，茅ヶ崎駅に着く頃には上腕部の圧迫のため（どういう体勢で寝てしまっているかわかりませんが）橈骨神経麻痺が完成してしまって「先生，目が覚めて駅に着いたら，手が動かなくて…」などと訴え下垂手となって当院のERを受診されます．数日後には皆さん完全に回復しております．

離断

　損傷が再接着可能かどうかを判断するのが大事です．クリーンカットな断端の場合は再接着は可能です（動脈硬化が強い場合には再接着率は落ちます）．挫滅創が切断端から広範囲ではない場合は，クリーンカットでなくても長い静脈移植を用いれば再接着は可能です．しかし，挫滅創が広範囲で，軟部組織損傷が高度の場合は再接着の適応はありません．回転機械に巻き込まれた場合は，血管が残っていても血管内皮の損傷が広範であるため，長い静脈移植が必要です．

専門医への紹介
　再接着が可能かどうか判断がつかない場合や，再接着の設備・技量がない場合には切断肢を生理食塩水に浸したガーゼに包み込み，これをビニール袋に入れ，氷水に浸して治療が可能な施設に搬送します．直接氷にあてた状態には決してしないことが重要です．

電撃症

　人体の一部または大部分に電気が流れたために生じた反応や損傷，または電流の爆発（アーク）や着衣の引火のため生じた損傷などを電撃傷といいます．
　通常の熱傷との以下のような相違点に注意しなければなりません．
　1）不整脈や呼吸停止により，初期に死亡する可能性がある．
　2）重症度の判断は受傷面積のみで判断できない．筋組織の壊死の程度と範囲により重症度が変わる．
　3）日時とともに局所損傷が拡大する．血栓の形成により末梢の壊死が進行する．
　4）動脈壁の壊死のため，二次出血を起こす可能性がある．
　5）交流か直流か，電圧，通電時間などで損傷範囲が決まる．

専門医への紹介
　高熱による凝固や変性，血管系の変化に対し有効な治療法はありませんが，阻血による悪循環を断つためには，筋膜切開などの減張切開をできるだけ速やかに行わなければなりません．そのため，呼吸・循環などの全身状態の評価，管理をしつつ，速やかに専門医へ紹介し，局所の処置を行わなければなりません．

注入損傷

　高圧注入機にあまり熟練していない者が，利き手で高圧噴射機を操作し，反対側の手で噴射口を押さえたり，誤って誤噴射させてしまって受傷します．問題点は，受傷

直後は注入創が小さな針穴のようなもののみで重症感がなく，また注入物質によっては受傷直後は痛みを伴わないものもあるため，医療機関を受診しても，処置する側にこのような知識がなく，適切な処置を受けられずに，後に切断に至る症例があることです．一般に油性物質ほど予後がよくありません．

専門医への紹介

　注入損傷が認められたり，疑われる場合は，注入物質によっては早期に切開，デブリードマン，減張切開を行って循環障害を回避すれば有意に切断・再建率は減少するため，注入物質を特定し，切開，デブリードマンなどを行い，できるだけ早期に専門医へ紹介します．

＜参考文献＞
1) Gill RS, Lim BH, Shatford RA et al：A comparative analysis of the six-strand double-loop repair and three other techniques：a human cadaveric study. J Hnad Surg 1999；**24-A**：21-29
2) Gutowski KA, Chu J, Choi M et al：High-pressure hand injection injuries caused by dry cleaning solvents. Plast Reconstr Surg 2003；**111**：174-177
3) Rai J, Jeschke MG, Barrow RE et al：Electrical injuries：A 30-year review. J Trauma 1999；**46**：933-936

13

ドレーン留置
軟部組織損傷・病変に対するドレナージについて

村尾　良治　*Ryoji Murao*　茅ヶ崎徳洲会総合病院　救急総合診療部

Key Note
- 軟部組織損傷・感染巣などにおけるドレナージの目的とは？
- ドレナージの種類とその選択・適応などについて理解しよう．

はじめに

　救急の現場では緊急の呼吸・循環管理を目的とし胸腔ドレーンなどを留置する胸部，腹部外傷などに遭遇することは多いですが，ER では四肢や顔面など露出部位の損傷や感染症などのほうが多いです．これら体表層，言い換えれば軟部組織の処置において，ドレナージを必要とすることはしばしばあります．本稿では軟部組織の損傷や感染巣に対するドレナージについて，その適応，目的，種類，方法などについて述べます．

ドレーン留置の適応と目的

　ドレーン留置の適応には以下のようなものがあります．
1) 多量の血腫が創内あるいは皮下に滞ったり，死腔が形成されており，細菌繁殖の温床となる危険性がある場合．
2) 創内に貯留した血腫あるいは凝血塊が神経や血管を圧迫し循環不全や神経麻痺が生じる危険性がある場合．
3) 出血の volume で創部が腫脹し疼痛を生じたり，縫合した創縁が離開し，創治癒遅延が生じる危険性がある場合．
4) 既存の膿瘍などを外部に排除する場合．
5) デブリードマンを行っても異物の残存が予測しうる場合．

　このように損傷部位の凝血塊，後出血による血液，滲出液などを外部に排除し，2

次感染や循環不全，神経麻痺，疼痛，創治癒遅延を防止するために行う**予防を目的**としたドレナージや，すでに存在する感染巣より膿瘍などを排除する**治療を目的**としたドレナージがあります．

　以上のように圧迫や感染などにより何らかの合併症が予測される場合はすべてドレナージの適応となります．ただし感染がない血腫や滲出液は自然吸収の可能性があり，逆にドレナージにより感染を誘発するおそれがあるため慎重に適応を判断すべきです．

ドレーンチューブの種類

　ドレーンチューブは大きく閉鎖回路式持続陰圧チューブ（Jackson Pratt 式など）と開放式チューブ（ペンローズドレーンなど）の2種類に分類されます．軟部組織のドレーンは材質の軟らかさ，サイズの豊富さから，ペンローズドレーンなどの開放式チューブがよく用いられます．

　閉鎖式ドレーンは材質が硬く，組織のびらんや瘻孔形成，縫合不全の原因になることが知られており，死腔や膿瘍が多い大きい場合，関節内に損傷が及ぶ場合などに限って用いられることがあります．

ドレーン留置の実際

症例
患者：48 歳，男性
　林の中を歩行中に転倒，受傷肢位などははっきり覚えていない．左前腕遠位部に切創，痛みがあり近医受診．X 線写真にて骨折や異物は認められず，創を 1 cm ほど開創したが明らかな異物は認めなかった．その後も痛みが持続するため当院 ER を紹介受診となった（図 1）．
　左前腕遠位尺側に開放創，痛み，腫脹，圧痛あり創内を検索したところ，約 1 cm の木片を認めたため，摘出し洗浄後，ペンローズドレーンを留置した．

1 方法

　清潔操作が基本です．確実な排液，減圧を行うため創部の延長切開を必要とすることがありますが，むやみな創の拡大は慎み，また，皮膚割線に沿った切開などを心がけ，美容的配慮も忘れてはなりません．

　ドレナージの方法は損傷や病変の部位や大きさ，排液の量や性状などにより決定します．

　損傷や膿瘍が表層の場合には切開後，創部が閉鎖しないようにタンポンガーゼを挿入することが多く，ドレーン挿入は不要です．深層の場合や排液量が多い場合などに

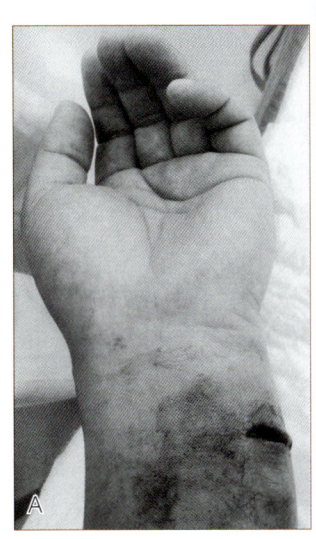

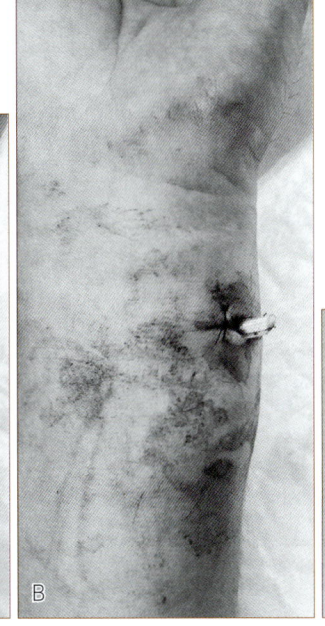

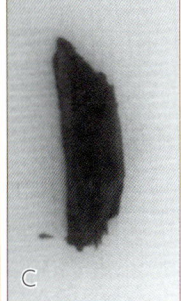

図1　症例：48歳，男性
A：受診時．
B：閉創，ドレーン留置後．
C：摘出した木片．

は，ドレーン先端をできるだけ創底に設置し，表面への排液の導管としてドレーンチューブを留置します．創の存在部位，ドレーン挿入の向き・方向により重力に逆らう場合もあり，確実なドレナージを行うために，ペンローズドレーンなどの毛細管ドレナージで効果が少ない場合は，適宜吸引ドレナージを組み合わせたりします．また，前述のように死腔や膿瘍が大きい場合や関節内の吸引が必要な場合は閉鎖式ドレーンを用います．

2 管理

長期にわたる不要なドレーン留置は避けます．ドレーン留置により創治癒遅延や逆行性感染の危険性などがある場合は早めにドレーン抜去を検討します．排液，排膿が少なくなればドレーンは抜去しますが，深部に膿瘍腔などを残さないように徐々に抜去することもあります．

3 固定が大事!!

ドレーンの迷入や抜出を防ぐために挿入時から抜去時まで確実な固定が重要です．
開放式のペンローズドレーンなどは毛細管現象を利用しているため，ドレーンを丸ごと縛ってしまうと毛細管現象が働きません．よって，固定はドレーンの中央付近に糸をかけて行います（図2A）．また，ドレーンの端に糸をかけすぎると縦方向にド

ERの創傷

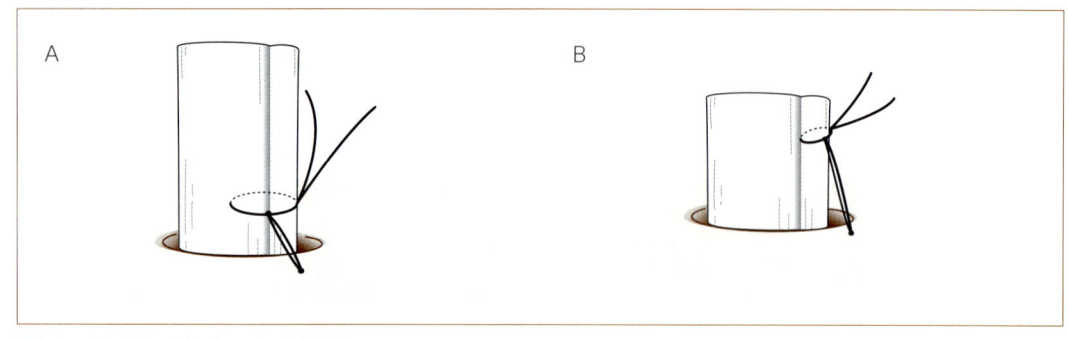

図2　ペンローズドレーンの固定
A：固定はドレーンの中央に糸をかける．
B：チューブの先端に糸をかけない．

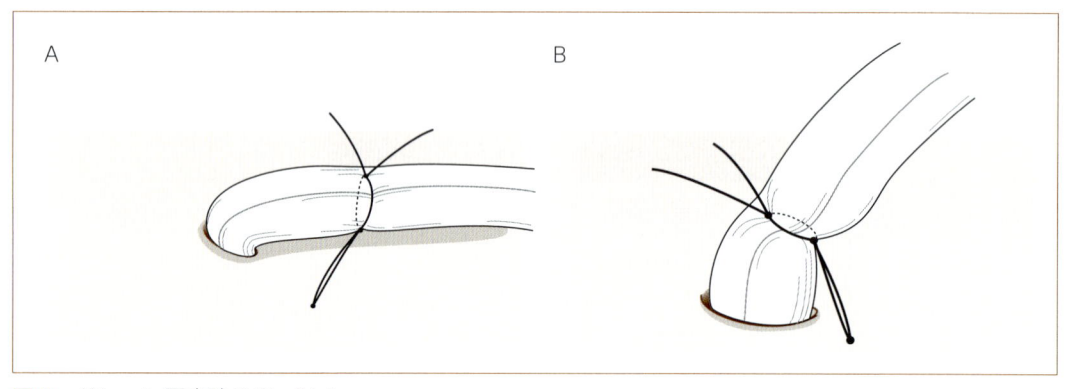

図3　ドレーン固定時の Do Not
A：固定位置不良によるドレーンの屈曲．
B：締めすぎによる閉鎖式ドレーンの閉塞．

レーンが裂けることがあるため，ある程度は端から余裕を持たせて固定します（図2B）．

　Jackson Pratt 式などの閉鎖式ドレーンは皮膚挿入部直前で絹糸やナイロンなどで固定します．

　皮膚への固定は壊死の原因にもなるので，強く結紮しすぎないようにします．また，ドレーンが屈曲したり閉塞しないように固定の位置を調整し，ドレーンの固定糸を締めすぎないように注意します（図3）．

最後に

　今回は特殊な創に対する処置，軟部組織に対するドレナージについて基本的なことを述べました．しかし，何ごとも教科書どおりにはいきません．特に，創は生き物であり，日々変化し，それに的確に対応していかなければなりません．特にERは最初

の治療を施す場であり，その創の運命を左右すると言っても過言ではありません．このように創に対して的確に初期から対応するには，実際の経験が一番大事なのは言うまでもありません．十分ご承知だとは思いますが，研修中の皆さんは日々の現場での一つひとつの症例を丁寧に大切に診察，治療していってください．

<参考文献>
1) 中島　誠：救急・集中治療現場で使用されるドレーンの基本．エマージェンシー・ケア　2007；**5**：466-474
2) 篠原徹雄：閉鎖式および開放式ドレーン管理費用の無作為比較試験．日本外科感染症学会雑誌　2006；**2**：77-81
3) 横山雄二郎，中井志郎，竹末芳生：写真でわかるドレーン管理・レベルアップ講座．消化器外科ナーシング　2005；**11**：1105-1109

14

縫合後の処置とさまざまな被覆材の使用法
いろいろあるけれど，どれを使ったらいいんでしょう？

市川　元啓　*Motohiro Ichikawa*　名古屋掖済会病院　救命救急センター

Key Note
- まずは創がどう治っていくかを覚えよう．
- 無用な消毒は控えよう．でも患者さんのニーズとぶつからないように．
- 当然，感染のリスクの高い創の閉鎖療法は禁忌．
- 縫合後創処置のポイントは適度な創面の水分量のコントロール．
- 各種被覆材の適応を覚えよう．ただし無駄に使いすぎないこと．

創ってどう治るんだったっけ？

　縫合後の処置や被覆材をあれこれ考える前に，まず当たり前の原則を（意外と知らない人が多いので）復習しておきましょう．皆さんがきれいに縫い合わせた創はどういう過程で治っていくのでしょうか（表1）．

　皮膚が創傷を負って出血が起こると，まずそこに血小板やら凝固因子やらが集まってきてフィブリンの塊を作ります（止血期）．この過程は受傷後数分から1日までかけて起こりますが，この際血小板や血管内皮より放出される各種サイトカインが炎症を誘発し，次の炎症期へと導きます．

　上記の過程で血小板から放出された TGF-β，PDGF などのサイトカインに呼び寄せられたマクロファージ，好中球，線維芽細胞などは局所での炎症を誘発し（炎症期），創の表面からはこれに伴う軽度の発赤，熱感などが観察されます．この炎症期は受傷後約1〜4日間ですが，この時期に血管新生が活発に起こることで，外傷によって損傷された血管が修復されます．創の内部でこのような反応が起こっている同時期に，創の表面では1日に約1 mmの速度で上皮細胞の遊走が進み，一期的に閉鎖された創では，特に感染や異物の合併がなければ24〜48時間で上皮化が完成し，創が閉鎖します．

　創の表面が閉鎖した後も内部で創の修復は続いています．受傷から3〜5日経って炎症が落ち着いた後も，線維芽細胞は活発にコラーゲンを産生し，創の収縮（創の中

14 縫合後の処置とさまざまな被覆材の使用法

表1 縫合処置後の創傷治癒過程

創傷治癒過程	受傷後の日数	創内で起こっている現象
止血期	受傷直後〜1日	血小板が凝集，フィブリノゲンなどの凝固因子が活性化されフィブリン塊を形成し止血．
炎症期	受傷後1〜4日	各種サイトカインに刺激された好中球，マクロファージ，線維芽細胞が活性化され局所で炎症を起こす．創面の上皮化も進む．
瘢痕形成，収縮期	受傷後3日目〜3週目	線維芽細胞が活発にコラーゲンを産生．筋線維芽細胞の作用で創の収縮も進み組織が補強される．
再構築期	受傷後3週目〜1年半	瘢痕のコラーゲンが新しいコラーゲンに置き換わり，さらに補強される．

心に向かって細胞が集まる現象）も並行して起こることによって，損傷を受けた組織は強化されます．この収縮期は受傷から約2〜3週目まで続きます．

こうして作られた瘢痕組織は受傷より約3週後から，新しいコラーゲンに置き換わることで再構築されます．この再構築期は受傷より約1年〜1年半後まで続きます．

というわけで，特に合併症なく，きれいに縫合できた創でも，なんと受傷より1年以上かけてやっと修復するわけです．私たちの行う創傷処置は，この長ーい過程を阻害することなく，少しでも促進するものでなければならないのです．

縫合後の創の消毒って必要？

賢明な読者の皆さんは今さらこんな疑問は持っていないかもしれませんが，理論的には縫合した後の創にイソジンやヒビテンを塗るのにはあまり意味がありません．

創感染の起因菌となる皮膚常在菌を縫合後に，例えば1回や2回の消毒で数を減らせたとしても2, 3時間後には元通りに戻っているはずで，こんなことで創感染は防げるとは思えません．

それどころか洗浄も滅菌水でなく水道水で十分だとか，縫合時の手袋も滅菌でなくてよいだとかいうスタディもあり，私たちが研修医時代に教わり，今までせこせこやってきた「消毒して，清潔野作って，さぁ縫合．あっ，手袋が不潔になっちゃったから換えなきゃ」という清潔操作はいったい何だったんだろうという感じですね．ただし不潔手袋での縫合は患者さんにも後でフォローしてくれる専門医にも，まだまだ受け入れられないと思うので，私はやっていません（というか，やっている人を見たことがありません．誰かいますか？），滅菌手袋のほうが手にフィットもしやすいですしね．もちろん縫合前の創内に消毒薬を塗る行為も，各種ガイドラインで有害無益とされています．

ただし，誤解なさらぬように，上記は創を負ってから来院した患者さんの処置の話です．医療行為のために今から皮膚のバリヤを破ろうとするとき（各種外科手術や膿瘍の切開，関節穿刺や各種ブロック注射）は，ちゃんと皮膚消毒して清潔野を作って

103

処置してくださいね.

　以上が私の調べた範囲のグローバルルールです．しかしながら皆さんの勤務する病院には各種ローカルルールがあると思います．私は基本的には創処置に関しては，それぞれの病院の専門医の先生の作ったローカルルールには従うことをお勧めします．患者さんから「いつも消毒してもらってるのに，今日の先生は消毒もしてくれなかった」と不満を言われたり，専門医の先生から「お前がちゃんと消毒しなかったから感染したじゃないか！」なんて苦情があったり，無用なトラブルの種になります．文献的に正しい医療をして患者さんとケンカをしても仕方がないでしょう．

縫合後は何で覆ったらいいの？

　縫合後の創は前記のように炎症細胞やら上皮細胞やらが複雑にかかわって修復されていくのですが，それを何とか助ける被覆法はあるのでしょうか．キーになるのは創周囲の水分量のコントロールです．原則としてはマクロファージや上皮細胞が増殖や遊走をしやすいような湿潤環境を保つというのが第一目標となります．創が乾燥すると，創面に硬いかさぶたができてしまい創の治癒を阻害する結果となります．逆に水分が過剰だと創面を軟化させ，細菌感染のリスクを増す可能性があります．

　また創面を被覆する物質が過度に創に固着するのは良くありません．ガーゼなどを剥がすときにせっかく育った肉芽や上皮を一緒に「ペリペリッ」と剥がしてしまう可能性もありますし，何より痛いですよね.

　創に固着せずに，適度な水分量を保つ被覆材．言葉では簡単ですが，実際にはけっこう難しい時もあります．臨床では施設によりいろいろな物質が使用されています．多用されているガーゼですが，少なくとも創に直接ガーゼを貼るのはお勧めしません．何らかの軟膏の上にガーゼというのが，一番安上がりで臨床で多用されています．この場合に使用する軟膏は何でもよいので白色ワセリンでいいのですが，感染予防の『願い』を込めてゲンタシン軟膏®などを使用している人もいます．

　各種非固着性パッドも開発されており，けっこう便利です．アダプティック®はセルロース繊維をワセリンでコーティングしたもので，創に固着せず，過剰な滲出液は透過するので適度な水分コントロールもできて便利です．珍しいことに保険請求も可能です．他に吸収力の優れたメロリン®，デルマエイド®などのパッドもあり，多量の滲出液が予想される創にはお勧めです．

被覆材の使用法

　本当に被覆材にはいろいろあって，何をどう使えばいいか迷いますよね．当然ですがワセリン＋ガーゼより安上がりな被覆材はありません．保険点数が取れないものも多く，業者さんに踊らされない程度に使用すべきでしょう．個人的には何をどう使っても感染さえコントロールすれば，創は治っていくものだと思っているのですが，痛

みなく少しでも早く，美しく創を治すように多種の被覆材が出回っているので，それぞれの違いを勉強しておきましょう．

各種被覆材はどれも基本的には創を閉鎖するものなので，汚染の強い創，咬創，受傷後時間の経っている創など感染のリスクの高い創には使用しないほうが無難でしょう．縫合後よりも真皮欠損創のほうが適応となることが多いですね（包丁で指先を削っちゃった人などはよい適応です）．

1 アルギン酸（カルトスタット®，ソーブサン®）

各種被覆材のうち，初療室での使用頻度が一番高いのはこれでしょう．海草から抽出されたアルギン酸塩を繊維状に加工して作られたもので，滲出液を吸収しゲル状になり創面の湿潤環境を保つことができます．この被覆材の最大の特徴はカルシウムイオンを放出することによる止血能力で，前述の指尖部の真皮欠損などは非常によい適応です．ただしアルギン酸製材そのものには粘着性はなく，何らかのフィルム材でその上をさらに覆う必要があります．また出血や滲出液が少なすぎる創にアルギン酸を用いるとゲル化がいまいちで，後日創の観察をするときにガーゼ同様に固着してしまって剥がしにくくなることがあるのも欠点といえます（もちろん水で濡らしながら剥がせば問題ないんですけどね）．

2 ハイドロコロイド（デュオアクティブ®，ビジダーム®）

褥瘡や各種皮膚潰瘍に使用頻度の高いのはこれです．アルギン酸などと違って被覆材そのものに粘着力があるので，この上にフィルム材などを併用する必要はありません．皮膚上皮にはハイドロコロイドが粘着し，創面にはゲル化して固着しない，そしてゲル化したハイドロコロイドが創面の湿潤環境を保つという理想的な製材です．しかし吸収能力はほとんどないので，滲出液の多い創面には不向きです．またこの製材がゲル化した物質は非常に臭いので，感染による膿と区別がつきにくく，何より不快です．この不快な液体がドロドロ出てきたら交換の時期といえます．ちなみにCMでも有名なバンドエイドキズパワーパッド™というものもこのハイドロコロイドを用いた製材です．

3 ハイドロジェル（グラニュゲル®，ジェリパーム®）

この製材はその名の通り最初からゲルです．なので滲出液のほとんどない創に塗って湿潤環境を保つという使い方をします．もともとゲルで多量の水分を含んでいるので，それ以上の水分を吸収する能力はほとんどなく，滲出液の多い創には適しません．当然ですが，その上にガーゼやフィルム材の被覆が必要です．

4 ポリウレタンフォーム（ハイドロサイト®）

滲出液のかなり多い創には，各種被覆材のうちで一番よい適応となります．水蒸気透過性のフィルム層，高親水性ポリマーでできた吸収層，創部接着面の三層構造になっています．創部接着面がポリウレタンでできており，これが創面の湿潤環境を保ちつつ，過剰な水分はその上層の吸収層で吸収され，さらに過剰な水分はさらに上方

のフィルム層から揮発させるという優れものです．創部接着面は粘着性のあるものとないものがあり，粘着性のないものはもちろん他のフィルム材やテープでの固定が必要です．滲出液の量によって吸収層の厚いものや薄いものを選択します．踵の形に合わせたヒールタイプや仙骨部に合わせたハート型というものもあります．

5 ポリウレタンフィルム（オプサイト®，テガダーム®）

　ポリウレタンフォームと名前は似ていますが，実物は全然違います．見た目は単なるフィルムですが，このフィルムが粘着性で半透過性のポリウレタンでできており，過剰な水分は揮発して，適度な水分を創面に保持するというしくみです．前述のアルギン酸やポリウレタンフォームの上にポリウレタンフィルムを貼って固定する，という方法はよくとられます．粘着性がやや強いので剥がすときに周囲の皮膚を損傷しないように注意が必要です．縫合後の創に直接このポリウレタンフィルムを貼るという方法もありますが，未滅菌のものもあるので注意が必要です（未滅菌のものを貼ったら感染するのかといわれると，あまり変わらない気もしますが）．

6 ハイドロファイバー（アクアセル®）

　見た目はアルギン酸に似た白い綿状の物体ですが吸水性に非常に優れており，ポリウレタンフォーム同様，滲出液の多い創によい適応となります．抗菌力のある銀イオンを含んだアクアセルAg®というものもあり，創感染を防ぐ効果を期待して使用されることもあります．ただしアルギン酸のような止血効果はなく，初療室で使用する機会は少ないかもしれません．アルギン酸同様，ハイドロファイバー自体には粘着性はないので，この上に何らかのフィルム材で覆わなければなりません．

7 ハイドロポリマー（ティエール®）

　滲出液が多くて，何とかコントロールしたいけれど創面がくぼんでいて，他の被覆材だと浮いてしまうときによい適応となるのが，このハイドロポリマーです．創面に近いほうから，ハイドロポリマー，吸収パッド，不織布吸収シート，ポリウレタンジェル粘着剤，ポリウレタンカバーフォームの4層構造になっており，ハイドロポリマーの部分が水分を吸収して膨隆し創面にフィットしつつ，創面の適度な水分を保つというしくみで，周囲の粘着剤部分が健常皮膚に接着するようになっているので，この上に別にフィルム材などは必要ないのですが，いろいろな大きさの創に対応するには多種類用意しなければなりません．

8 キチン製剤（ベスキチン®）

　エビ，カニなどの甲殻類の殻に含まれる高分子のキチンを製品化したもので，創内の肉芽形成を促進するだけでなく，止血・鎮痛効果もあり，皮膚欠損部分に貼布すると，皮膚が再生するまではバリヤ機能の代用となり，本来の皮膚が再生すると，体内のリゾチームなどの酵素で自然融解するとのことです．生物由来製剤なのでアレルギーのリスクが心配ですが，抗原性は低いとの触れこみです．

＜参考文献＞
1) 林　寛之：Step Beyond Resident　救急で必ず出合う疾患編 Part 2．羊土社，東京，2008，pp20-24「創傷処置の Myth」
（ご存じ林先生の Step Beyond Resident．少ないページ数に Topics がまとまっていて勉強になり，且つ笑えます．）
2) 夏井　睦：これからの創傷治療．医学書院，東京，2003
（新しい創傷治療といえば，この人，夏井先生．一度，講演を聴きに行くことをお勧めします．ホームページもお勧め，超強気な発言が痛快です．この他にも執筆多数ですが，どれも面白いです．）
3) 田中秀子：創傷ケア用品の上手な選び方・使い方．第 2 版．日本看護協会出版会，東京，2010
（看護師さん向けの本ですが，各種被覆材の特性や適応がわかりやすく書いてあります．）
4) Moreira ME, Markovchick VJ：Wound Management. Emerg Med Clin N Am 2007；**25**：873-899
（創傷治療の review．英語で勉強する気のある人はぜひ読んでください．）
5) Perelman VS, Francis GJ, Rutledge T et al：Sterile versus nonsterile gloves for repair of uncomplicated lacerations in the emergency department：a randomized controlled trial. Ann Emerg Med 2004；**43**：362-370
（創縫合時に滅菌手袋を使用した場合と，未滅菌の手袋を使用した場合で感染率が変わらないというスタディ．初めてみたときはちょっとびっくりしました．）

15 処置後の薬物投与

阿南　英明　*Hideaki Anan*　藤沢市民病院　救命救急センター

> **Key Note**
> - 処置後の鎮痛剤使用は呼吸循環の安定が確認できればNSAIDsでよい．
> - 創部処置後の抗菌薬予防投与は1日が基本．
> - 創部処置後の抗菌薬予防投与はターゲットとする微生物を考慮する．
> - 破傷風対策として忘れずに免疫療法を行う．
> - 破傷風免疫療法の選択は初期免疫状況と創部汚染度の状況から判断する．

創部処置後の薬物使用として鎮痛剤，抗菌薬，破傷風対策について述べます．

鎮痛剤

創部での痛み発生の機序は，まず細胞が破壊され，カリウム，ヒスタミンなどが細胞外に放出されます．この刺激によりブラジキニンなどの発痛物資が発生します．ブラジキニンはプロスタグランジン E_2（PGE_2）を産生するとともに，産生された PGE_2 がさらにブラジキニン作用を増強するという悪循環が形成されます．また PGE_2 は血管透過性を亢進して局所の腫脹の原因となります．創部処置後の鎮痛として非ステロイド抗炎症薬（NSAIDs）が使用されることが多いですが，これは理論上 NSAIDs による PGE_2 産生抑制による鎮痛と抗炎症作用が利用されているといえます．

救急・外傷患者への疼痛対策は重要である反面，使用にあたって注意すべきは呼吸循環障害の出現です．疼痛のために交感神経が緊張して脈拍，収縮期血圧が高くなっていることがあり，NSAIDs使用によって血圧低下を生じえます．したがって使用前の循環安定度の評価は必要です．

創部の処置を行う際には局所麻酔によって疼痛を自覚しなくなっていますが，処置終了後，麻酔が切れるにつれ痛みが出現することが多いです．痛みの感じ方は個人差

が大きいので定期的に鎮痛剤を使用するのか，痛みを感じた際に使用する頓用にするかは個々に判断せざるをえません．NSAIDs の使用では胃粘膜障害の副作用頻度が高いので胃粘膜障害予防も考慮します．具体的には PG 製剤のミソプロストールや H_2 受容体拮抗薬，プロトンポンプ阻害薬などの併用でその発生頻度を抑制することが期待できます．しかし厳密には現在わが国で「NSAIDs 使用による胃十二指腸潰瘍」に保険適応があるのはミソプロストール（サイトテック®）のみです．

実際の使用

NSAIDs の副作用として腎機能障害，胃粘膜障害に注意が必要です．

例）成人の場合
- 定期使用
  ロキソニン（60） 1錠/回　3回/日 or ボルタレン（25） 1錠/回　3回/日
- 頓用
  ボルタレン坐剤　25〜50 mg/回　1〜2回/日
- 胃粘膜障害予防
  サイトテック®　200 μg/回　4回/日　or　オメプラール®　20 mg/回　1回/日

抗菌薬

1 予防的抗菌薬と治療的抗菌薬の考え方とタイミング

一般に受傷直後で創部の感染が成立していない状況での抗菌薬使用は予防的抗菌薬使用で，受傷後数時間以上経過して感染が成立した状態での使用は治療的抗菌薬使用とされています．予防投与としての有用性が示されているのは受傷後4時間以内の抗菌薬投与ですから，処置開始前に最初の抗菌薬投与が遅れないように注意する必要があります．一方救急外来での創部処置は手術創分類上の不潔/汚染−感染（class Ⅲ・Ⅳ）に相当するものが多いです（表1）．この場合の抗菌薬投与は予防的投与だけでなく治療的投与としても考える必要があります．

ターゲットにする汚染微生物は，生体と環境に存在する菌と創部形成に関与した要因によって決まります．動物咬傷やヒト咬傷では口腔内常在菌に注意が必要です．

- 皮膚常在菌：表皮ブドウ球菌を代表とするグラム陽性菌
- 口腔内常在菌：咬傷では考慮すべきです．人の場合，連鎖球菌，ブドウ球菌，嫌気性菌などを考えます．イヌ・ネコでは *Pasteurella* 属（パスツレラ），*Capnocytohaga* 属（カプノサイトファーガ）による敗血症の報告があります．

2 処方の実際①

創部の包交時などの確認は通常翌日に行うので1日分の処方を行います．前述の早期抗菌薬予防投与（受傷後4時間以内）が実施されていて，適切な創部洗浄がなされ，包交時に感染徴候が認められなければ予防投与としての抗菌薬は終了でよいでしょう．しかし，初回抗菌薬投与が遅かった場合や感染徴候がある場合は（薬剤使用法に

表1　手術創の分類

Class I /清潔
　炎症がなく，気道・消化器・生殖器・未感染尿路に到達しない非感染手術創
Class II /準清潔
　管理された状態で気道・消化器・生殖器・尿路に達した異常な汚染のない手術創
Class III /不潔
　偶発的新鮮開放創，無菌手技に重大な過失のある手術創
　あるいは胃・腸管からの著しい腸液の漏れ，内部に非化膿性の急性炎症のある切開創
Class IV /汚染-感染
　壊死組織が残る古い外傷，感染状態または内臓穿孔のある手術創

関して明確な指針は示されていませんが），感染が成立していると考えるべきです．筆者は治療的投与を意識して継続的に抗菌薬を使用しています．

　例）成人の場合
　・CCL ケフラール（250）1錠/回　3回/日
　・咬傷⇒AMPC/CVA オーグメンチン®（375）1錠/回　3～4回/日（嫌気性菌対策としてβラクタマーゼ阻害薬配合が必要なため）

3 開放骨折の対応

　開放骨折を伴う場合の抗菌療法は重要です．骨は抗菌薬の到達が悪く重大な感染を生じる可能性があるため，損傷の程度によって抗菌薬使用法が異なります．表2に示すように開放骨折にはGustilo I～IIIの分類があり，その程度によって薬剤選択と期間が異なります．

4 処方の実際②

1．Gustilo I・II

　皮膚常在菌を主なターゲットにします．ペニシリン or セファロスポリン　受傷後4時間以内に開始し24時間まで使用します（つまり1日間）．
　例）セファメジンα®　1～2g　×2回/日

2．Gustilo III

　黄色ブドウ球菌など皮膚常在菌以外のグラム陰性菌もターゲットにします．ペニシリン or セファロスポリン＋アミノグリコシド　72時間まで使用します（つまり3日間）．
　例）セファメジンα®　1～2g　×2回/日　＋ゲンタマイシン2mg/kg　×1回/日

表2 Gustilo 分類

I	開放創は1cm以下で汚染は認めない比較的きれいな創部
II	開放創は1cmを超えるが，広範な軟部組織損傷や剥皮創を伴わない
III	第三骨片を伴う開放骨折．広範な軟部組織損傷を伴う．あるいは外傷性四肢切断
IIIa	広範な軟部組織損傷にも関わらず骨折部を適切な軟部組織で覆える．または開放創の大きさによらず高エネルギー外傷
IIIb	骨膜剥離や骨露出を伴う広範な軟部組織損傷合併例で，一般的に高度汚染がある
IIIc	修復必要な動脈損傷を合併

破傷風予防

　破傷風菌は現在わが国のあらゆる土壌に存在する偏性嫌気性菌ですが，通常芽胞の形態で土壌に常在します．発育に不向きな土壌などの環境下では芽胞を形成して生き延び，空気の少ない環境でよく発育します．破傷風の発症は，菌が産生する神経毒素によります．毒素に抗菌薬は無効なので，免疫療法が必要です．免疫療法には①体内に抗体を作らせる能動免疫，②毒素に対する免疫グロブリンを体外から投与する受動免疫，とがあります．

　破傷風は浅い擦過傷や蜂刺症，ピアスの穴など軽微な傷でも発症することがわかっており，創部の洗浄，デブリードマンなど適切な処置に加え，基本的には屋外でのすべての外傷に予防的免疫療法は必要と考えます．どのような免疫療法を選択すべきかの判断材料は，第一に初期免疫（幼少時のワクチン接種）が確立しているか，またそれからの経過期間です．第二に創部の汚染度合いなど以下に示すように破傷風発症のリスクが高い創であるか否かによって免疫療法の選択が異なります．

1 破傷風に対する初期免疫
1．定期予防接種

　1968（昭和43）年の予防接種法施行に伴い，3種混合ワクチン（DPT ジフテリア，百日咳，破傷風）を接種し初期免疫を獲得する政策がとられています．よって昭和43年以降に誕生した患者は初期免疫獲得がなされたと考えられます（当時の政策でほぼ100％実施）．しかし2003年4月以降法律の改正によって必ずしも皆に初期免疫があるとは限らない現状にあります．3種混合ワクチン（DPT）を生後3カ月以上90カ月未満に3＋1回接種する基礎免疫（1期）と，沈降ジフテリア破傷風混合トキソイド（DT）を11歳以上13歳未満に1回の追加免疫による定期予防接種（2期）を予定通り完了している場合は初期免疫が確立していると考えられ，その後約10年間免疫力が維持されます．

表3 免疫療法の考え方

免疫の状況	免疫獲得後の経過期間	破傷風発症リスクが高い創	破傷風発症リスクが低い創
トキソイド接種3回未満または不明		トキソイド＋グロブリン	トキソイド
トキソイド接種3回以上	10年以上経過	トキソイド＋グロブリン	トキソイド
	5年～10年	トキソイド	不要
	5年未満	不要	不要

① (能動免疫) 破傷風トキソイド 0.5 mL (5 IU) 筋注
　　　例) 沈降破傷風トキソイド 0.5 mL 筋注
② (受動免疫) 破傷風免疫グロブリン 250 IU
　　　例) テガダム P　250 IU 筋注
　　　　　テタノブリン IH 250 IU 静注

2．定期予防接種以外

　上記の定期予防接種を受けていない場合でも破傷風トキソイド2回以上の初回接種と1回の追加接種により適切な免疫力は約10年間維持されます．

　上記のように3回以上の破傷風トキソイド接種を完了していると約10年間は免疫力を獲得している可能性が高いと考えられますが，年々免疫力は低下しますし10年以内での感染例も報告されています．

2 Tetanus prone wound か，non-tetanus prone wound か？

　破傷風を発症しやすい傷（tetanus prone wound）なのか，発症しにくい傷（non-tetanus prone wound）なのかという点に関して以下に示す目安が示されていますが，当然明確な分類は不可能です．

1．破傷風を発症しやすい傷（tetanus prone wound）
　以下のいずれかを満たす場合．
　①受傷後6時間以上経過
　②深さ1 cm 以上
　③傷の性状：挫滅創（剝離創や擦過創を含む）
　④受傷機転：銃創，挫滅，熱傷，凍傷，動物咬傷，使用済み釘による傷
　⑤すでに感染徴候がある
　⑥土，砂，糞便，唾液などの汚染がある
　⑦神経損傷，虚血がある

2．破傷風を発症しにくい傷（non-tetanus prone wound）
　上記①〜⑦のいずれも認めない傷．例えば新しいナイフやガラス片によって直線的に切れた浅いきれいな傷などです．

3 免疫療法の実際

　既定の予防接種を完了しているなど，3回以上のトキソイド接種によって破傷風に対する初期免疫が確立して5年以内の場合は，新たな予防は不要です．しかし5年以上経過している場合には創の状態によってさまざまな免疫療法が必要になります．また，3回のトキソイド接種が済んでいない場合や接種歴が不明な場合には必ず実施すべきです（表3）．

　＊注意1：グロブリンは血液製剤なので，本人，家族に承諾を得る必要があります．
　＊注意2：トキソイド接種を3回実施して免疫がある患者は受傷時の上記処置で十分な免疫力を回復しますが，いまだに免疫を獲得していない患者はそれ以降も予防接種と同様のスケジュールで複数回の接種を行って基礎免疫を作るべきです．

<参考文献>
1) Centers for Disease Control and Prevention：Recommendations of the Advisory Committee on Immunization Practices（ACIP）and American Academy of Family Physicians（AAFP）. Morb Mortal Wkly Re 2002；51
2) Luchette FA, Bone LB, Born CT et al：Practice management guidelines for rohylactic antibiotics in open fractures：The EAST ractice management guidelines. http://www.east.org/tpg/openfrac.pdf.

16 処置後の指導と合併症
きれいな創痕にするためのフォローも重要

小池 智之 *Tomoyuki Koike* 藤沢市民病院 救命救急センター

Key Note

- 処置した当日は RICE 処置を行い，抜糸までの自己処置は創部が清潔になるように洗浄を行うことが重要である．
- ドレーンは死腔予防であると同時に感染のモニターでもある．全身の感染だけでなく局所の感染に注意する．
- 抜糸は創の部位，創傷治癒を遅延させる因子の有無で決める．一律に 1 週間で抜糸としない．漫然と抜糸の時期を遅らせると suture mark を形成するので注意する．
- 抜糸後も肥厚性瘢痕，ケロイド予防のためにテーピング，色素沈着予防に sun screen を指導する．
- 処置後の合併症として，創感染と創哆開がある．創感染に対し適切な対応を怠ると，創治癒までに時間がかかるばかりでなく，醜い創痕となるため注意する．

はじめに

　縫合した創が感染，離開することなくきれいな創痕になることは，患者にとっても，縫合した医師にとっても喜ばしいことです．そのためには，縫合をしっかり行うことはもちろん，縫合後の処置も重要となってきます．

　本稿では，処置後から抜糸までの指導のポイントや合併症とその対処方法について述べます．

処置後の指導

1 ドレーンが挿入されていない場合

　処置当日はガーゼなどでドレッシングのままとします．可能な限り，当日はRICE処置をしたほうが疼痛，腫脹が少ないです．具体的には患部の安静（Rest），氷嚢などでガーゼの上から冷却（Ice），処置時に行ったテーピング，包帯などの圧迫を継続（Compression），患部が上肢であれば心臓より高い位置に保持し挙上，下肢であれば座位のときは椅子などに足を置き，就寝時は枕で患部を挙上（Elevation）しておきます．RICE処置を行っても疼痛がある場合に鎮痛剤を内服するように指導します．処置翌日には，なるべく外来を受診し創部の確認をします．創表面は縫合後48時間以内に上皮化により外界へのバリアが完成するため，縫合後2日目からは創面を水道水などで石鹸をつけて優しく洗い，創縁についている滲出液や凝血塊を取り除きます．入浴は抜糸が終わるまでは避け，シャワー浴で対応してもらいます．創部が乾いた後，軟膏（ゲンタシン軟膏™など）を外用し，ガーゼやパット付ドレッシング剤で被覆します．創部の洗浄ができていれば，必ずしも消毒の必要はありません．

　注意点として以下のものがあります．
　①湿潤環境が創傷治癒に有利だからといって，軟膏を大量に外用しない．過度の湿潤は創部が浸軟して逆に創傷治癒を遅らせてしまう．軟膏は創部がガーゼなどに，はりつかない程度の量でよい．
　②感染が懸念される場合や滲出液が多い場合などは，フィルムドレッシングを無理に貼ったままとせず，洗浄し処置する．他の創傷被覆材など（デュオアクティブ™，ハイドロサイト™など）を使用した場合も同様で，滲出液が吸収できなくなる前に交換し創部の洗浄をする．

2 ドレーンが挿入されている場合

　ドレーンは皮下の死腔をなくし，滲出液や血液の貯留を防ぐ目的であると同時に創内の感染のモニターでもあります．必ず翌日，外来受診させて滲出液の量，性状（色，においなど）を確認します．受傷時の汚染，障害の程度にもよりますが，創周囲も感染兆候なく，滲出液の量がガーゼの表面にわずかに付着する程度で性状もきれいであればできるだけ早めに抜去します．抜去当日は死腔を形成しないように包帯やテープなどで圧迫します．問題がなければ1と同じように抜糸まで自己処置の指示をします．

抜糸

1 いつ抜糸するか？

　顔面では縫合後4～5日目，体幹・四肢では7日目前後で行います．足底部など荷重部や膝関節伸側など創部に緊張がかかりやすい部位では10～14日目に抜糸を行います．小児は老人と比較し創傷治癒が良好であるため，早めの抜糸を行います．また

表1 創傷治癒を遅らせる因子（組織の修復を左右する諸因子）

患者の年齢	加齢に伴う皮膚や筋肉の緊張や弾性の低下，代謝の低下，局所の循環障害
患者の体重	肥満患者における創部の過剰脂肪
患者の栄養状態	低栄養（低蛋白血症，微量因子不足，ビタミン欠乏，ミネラル欠乏）
脱水	脱水による心機能，腎機能，細胞代謝，血液の酸素飽和などの低下
創部への不十分な血液供給	血液供給の多い頭頸部は治癒がはやく，四肢が最も遅い．糖尿病患者，閉塞性動脈硬化症，重度の貧血
患者の免疫反応	HIV 患者や化学療法やステロイド大量療法を受けた患者．特定の縫合糸，金属に対するアレルギー反応を示す患者
慢性疾患の現病歴	代謝障害，肝機能障害，糖尿病，膠原病
悪性疾患の現病歴	免疫抑制剤，抗腫瘍薬，ホルモン剤，放射線治療中の患者

創傷治癒を遅らせる要因（表1）があれば，創の状態をみながら適宜，抜糸の時期を遅らせます．一方で適切な抜糸の時期が遅れると，糸が創部にくいこみ，suture mark（ブラックジャックの顔面の傷）を形成し，医原性の創痕として目立つので注意が必要です（当然，縫合時の糸の締め具合でも suture mark は形成されます）．抜糸の方法は表面に出ている縫合糸が創内に入らないようにするために，鑷子で縫合糸の一端を把持し上方に引き上げ，皮内に埋没している縫合糸を切断し引き抜きます（図1）．

2 抜糸後の指導

創部は縫合後に瘢痕組織を形成して治癒します．瘢痕組織は縫合後3カ月を目安に次第に赤く硬くなり，6カ月から1年をかけて赤みと硬結が消退してきます．この瘢痕組織を形成する時期は，縫合部にかかる緊張を軽減し瘢痕の幅の増大を防ぐ目的で，テーピングを行います．テープは伸縮性のない肌色で目立たないテープ〔マイクロポア™（3M）〕を用いて，抜糸後3カ月間は行います．テープは創痕に対し，垂直な方向に貼付します（図2）．テーピングをしない場合は紫外線による色素沈着を予防するために，外出時に日焼け止めなどで sun screen を行うよう指導します．経過中に創痕が盛り上がり痒みや赤みを伴うような症状が出現した場合は，肥厚性瘢痕やケロイド（好発部位：前胸部，肩甲部，恥骨上部，関節伸展部など）を発症している場合があるので，形成外科医や皮膚科医にコンサルトします．

3 縫合後の合併症

1．創感染

創感染は創の表面が閉じた48時間以降に起こることが多いです．創内に残存した異物や壊死組織，死腔に溜まった血腫などが感染の原因となります．感染により創傷治癒が障害されるため，治癒後の創痕も目立つようになります．醜い創痕にしないためには，感染を早く鎮静化させることが重要です．感染コントロールの基本は異物，

16 処置後の指導と合併症

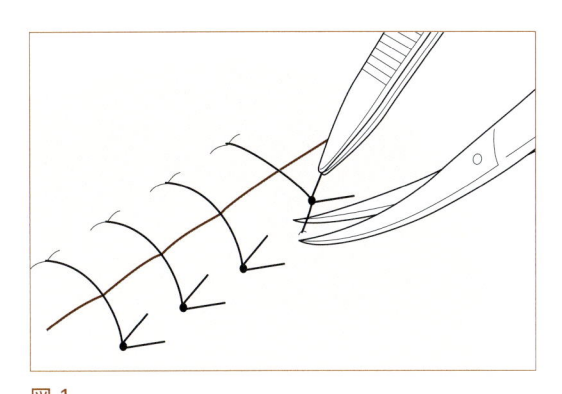

図1
消毒後，縫合糸の一端を引き上げ，皮下に埋まっている糸を引き出す．引き出された糸を切り，引き抜く．創表面に出ている糸が創部を通過しなくて済む．

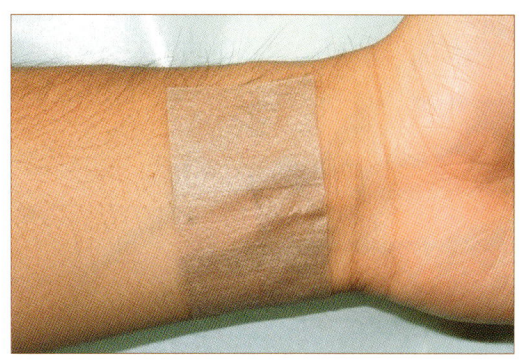

図2
創痕に対し垂直に貼付する．テープとテープはわずかに重なるように貼る．マイクロポアを創部に貼付した状態．

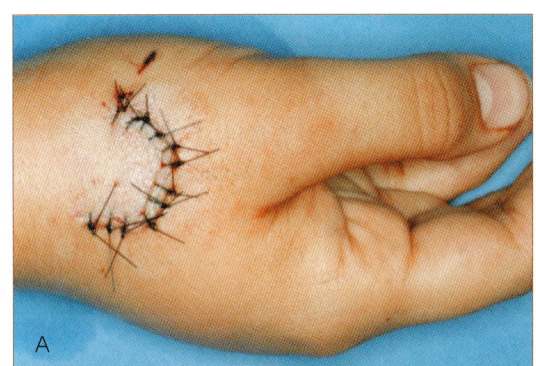

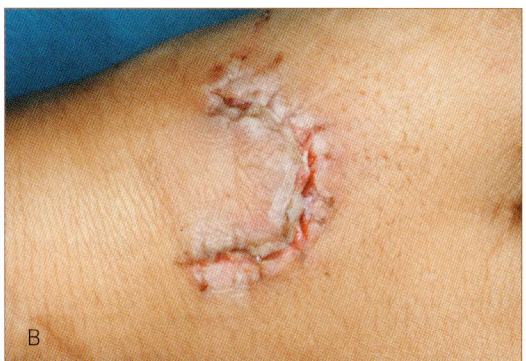

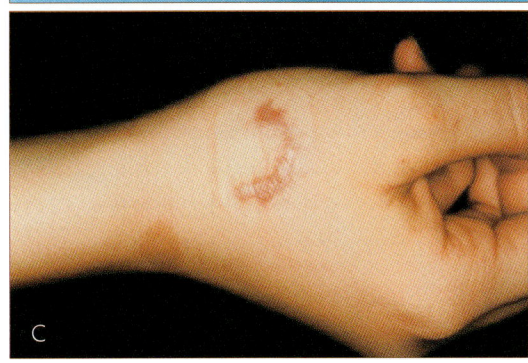

図3　27歳，女性
右手背部縫合後，縫合部の緊張が強く，創縁も内反していたため創哆開した．創は治癒したが，瘢痕の幅が広くなり目立つ創痕となった．
A：縫合2日後，B：創哆開（縫合11日後），C：縫合6カ月後．

壊死組織の除去と創部の洗浄です．そのため，創部の発赤，腫脹，熱感，疼痛や排膿がみられた場合には，一部抜糸し創を開放し創内の洗浄などを行います．洗浄は生理食塩水など（水道水でも可）で行い，創からの排膿が治まるまで毎日行います．開放にした創が閉じないようにペンローズドレーンやガーゼを挿入するのも有効です．創感染を起こしているのに閉鎖創のままでいると，創内に膿が溜まり皮下ポケットを形成することで感染の範囲が拡大し，治癒までの期間が長くなるうえに，醜い創痕とな

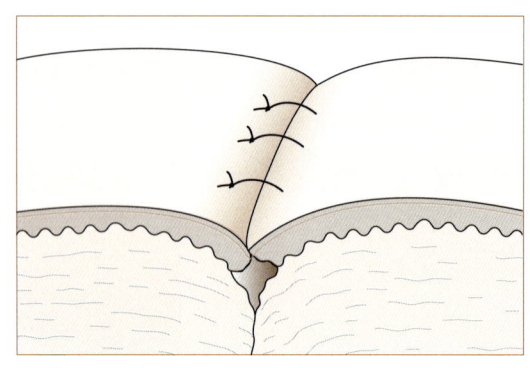

図4　創縁が内反した状態

るので注意が必要です．

2．創哆開
　創が開く原因としては①縫合部の過緊張，密な縫合による創部の血流不全（図3），②創縁の内反（図4）などの不適切な縫合法，③不適切な縫合材料，などがあります．創哆開は縫合後5～12日後に起こることが多いです．抜糸後に創哆開が起こった場合は，感染を伴っていなければ，再縫合することで創閉鎖を得られます．またステリーストリップ™（3M）で創部を補強することもあります．感染している場合は創感染と同様の処置を行います．

まとめ

　縫合した創を問題なく抜糸しきれいな創痕へ導くためには，スムーズな創傷治癒の過程を実現させることが必要です．そのために患者への感染予防を基本とした創管理の指導や感染した場合にも速やかに処置を行うことが重要です．また抜糸後もきれいな創痕にするためのテーピング，sun screenなどのアフターケアも大切です．

＜参考文献＞
1) 井上　肇，熊谷憲夫：創傷治癒のメカニズム．形成外科　2006：**49**：S1-S8
　（創傷治癒の過程を組織レベルで解説．）
2) 市田正成：スキル外来手術アトラス—すべての外科系医師に必要な美しく治すための基本手技．文光堂，東京，2006
　（外来手術だけでなく，いろいろな外傷の縫合のテクニックが記載されており非常にわかりやすい1冊．写真，イラストも豊富であり，美しく丁寧な縫合が学べる．）
3) Atkinson A, Mckenna KT, Barnett AG et al：A randomized, controlled trial to determine the efficacy of paper tape in preventing hypertrophic scar formation in surgical incisions that traverse Langer's skin tension lines. Plast Reconstr Surg 2005：**116**：1648-1656
　（抜糸後のテーピングが創痕の減量や肥厚性瘢痕の予防に有効であると報告．）

17

熱傷の局所処置
ER診療での対応ポイントは単純化と創意工夫

本多　英喜　*Hideki Honda*　横須賀市立うわまち病院　救急総合診療部

> **Key Note**
> - 広範囲でない熱傷でも，初診時には専門治療が必要な熱傷かどうかを判断する．
> - ERでの局所治療の原則は，十分な洗浄と適切な被覆であり，特異的な軟膏治療などは不要である．
> - 熱傷では予防的抗菌薬全身投与は不要である．

はじめに

　熱傷治療に関して，国際的には1998年に米国熱傷学会のガイドラインが開示され，HP上も自由に閲覧可能です．本邦でも2009年3月に日本熱傷学会より「熱傷診療ガイドライン」が発表されています．ガイドラインが提示する内容は重症熱傷の診療に比重が高く，ER診療に関連する事項は少ないようです．局所療法では，ガイドライン設定に苦慮したことが記載されています．

　本ガイドライン上，創傷被覆材に関してはエビデンスを示す文献が乏しいことから検討を除外されています．今後，試行錯誤を繰り返しながら，最適な治療法を見つけていくことが期待されているのでしょう．昨今，創傷治癒に用いられている「湿潤療法」，「閉鎖療法」を中心に，ERにおける初期診療の基本方針をまとめます．

　熱傷は物理的・化学的刺激による皮膚の損傷であり，化学熱傷から放射線障害まで広い分野を含みます．救急領域で扱うものは全身熱傷や気道熱傷のイメージが強いでしょう．本稿では，これら全身熱傷や重症熱傷ではなく，ERで処置可能なものを対象とします．

ER診療における熱傷診療の30分

1 第一印象で確認する事項

　ER診療における熱傷診療において見た目の印象は重要です．ここでは2つのことを急ぎ判断します．1つは，患者に応急処置のみを実施して専門施設へ引き継ぐのかどうか，そして，どのような応急処置が実施されているのかを把握します．応急処置としての熱傷部分の洗浄と冷却が適切に実施されているかどうかがポイントです．

2 専門治療に関する選択基準をもつ

　その基準については，古典的にはArtzの基準（表1）が有名ですが，本邦でも熱傷ガイドラインが作成され，米国では米国熱傷学会が提唱している患者選択基準があります（表2）．筆者としては専門施設への転送基準を明示している米国熱傷学会の選択基準も利用しやすいと考えます．

3 すばやく熱傷面積を見積もる

　熱傷の重症度は面積と深達度の組み合わせによってさまざまですが，熱傷面積は転送基準にも関連するので，すばやく把握するようにします．成人では「9の法則」，「5の法則」でもよく，簡便な方法として，手掌法も便利です．手をかざすだけなので熱傷面積（％）を見積もりやすく，熱傷部位が複数存在する場合や，関節周囲や腹部・背部一部分のように「9の法則」を適用しにくい部位にも便利であり，手のひらを0.5％換算で計測することもできます．

　受傷日には健常な皮膚に見えても，翌日に熱傷が見つかることもあり，受傷当日に厳密な面積測定は難しいでしょう．熱傷面積の見積もりは短時間で済ませて，創洗浄や冷却といった応急処置を優先します．初期評価と治療を同時に実施します．

4 小児の熱傷の初期評価

　小児の熱傷では多くのことに配慮が必要です．受診時に患児は号泣し，保護者も狼狽して状況を正しく伝えることは難しいものです．いくつか注意すべきポイントを以下にまとめます．下記の4点を考慮しながら，自施設で対応可能か，すぐに転送すべきか判断することが大切です．

1．熱傷面積の算定

　小児の体型的特徴は，頭部が大きく，体幹部が成人と比較して胴長です．手掌法や「9の法則」は適応しにくく，「5の法則」や「Lund & Browderの公式」を利用して正確に把握しましょう．

2．頭頸部の熱傷は重症として扱う

　熱傷面積に関係なく，頭頸部は専門治療が必要です．急速に顔面浮腫をきたすことがあり，時間経過とその変化の予測も難しいです．さらに小児では輪状甲状間膜切開

表1　Artzの重症度分類・基準

重症度	Artzの基準
重症熱傷 ⇒総合病院などに入院し，熱傷専門治療が必要	①Ⅱ度　%BSA　30%以上 ②Ⅲ度　%BSA　10%以上 ③顔面熱傷，手・足部，会陰の熱傷 ④気道熱傷 ⑤軟部組織の損傷・骨折 ⑥深い化学熱傷
中等度熱傷 ⇒入院加療が必要	①Ⅱ度　%BSA　15〜30% ②Ⅲ度　%BSA　10%未満 顔面，手，足，会陰を含まない
軽症熱傷 ⇒外来通院で治療可能	①Ⅱ度　%BSA　15%未満 ②Ⅲ度　%BSA　2%未満

注）熱傷面積にⅠ度熱傷は含めない．%BSA（BSA：body surface area）

表2　米国熱傷学会における患者選択基準

〈高度の熱傷専門施設での治療が必要〉
・年齢10歳以下，50歳以上でBSA 10%以上
・上記以外の他の年齢層でBSA 20%以上
・いずれかの年齢層でⅢ度が5%以上
・顔面，眼，耳，手，足，会陰部熱傷で美容面，機能面での喪失が疑われるもの
・高電圧・落雷による電撃傷
・気道熱傷の疑い
・糖尿病・肝臓，腎臓，呼吸器・循環機能障害を有する場合
・小児の場合，虐待が疑われるもの
・自宅での療養では十分に創処置が行えない場合
〈一般病院で治療可能〉
・年齢10歳以下，50歳以上でBSA 10%以下
・上記以外の他の年齢層でBSA 20%以下
・美容上の問題や機能喪失のおそれがないもの
・合併症のない場合
・既往症に危険因子がない場合

は行えないことも知っておくべきでしょう．

3．深達度の判定が困難

手足でも皮下組織の厚みがなく，熱による障害が予想外に深いこともあります．

4．特殊部位は専門医に引き継ぐ

顔面部（特に眼瞼周囲や口周囲），手や陰部が相当します．また，子どもの手指は受傷面積が小さくても，機能的な面で専門治療の必要性を配慮します．

処置と情報収集を同時進行

　熱傷処置はスピードが必要です．熱傷処置を行いながら情報収集を行います．熱傷の原因は何か，いつ受傷したのか，そのときの状況，応急処置の実施内容を聞きます．また，自己判断で使用した市販の軟膏や消毒薬の使用についてチェックします．

　小児では，不自然な部位の熱傷や，目立たない場所に熱傷瘢痕などを見つけたときには，小児虐待の可能性を疑う必要があります．最近では高齢者虐待もみられ，褥瘡や低温やけどとして見逃されている場合もあります．家屋内の状況，日常生活の様子，栄養状態など多くの情報を集めるようにします．高齢者虐待が疑われる場合，その立証が困難な状況も予想されるので，上司や上級医と相談をして警察への通報などを検討します．

ERにおける熱傷の初期評価

　初期治療の目標は，創傷治癒と局所感染を防ぐことです．ファーストタッチの段階で，生命に危機的影響がなければ，局所治療の検討に移ります．全体像から局所所見を系統的に評価していくスタイルを意識します．

1 熱傷部位を評価（特殊部位のチェックを忘れない）

　眼，鼻，耳などの感覚器や口腔は複雑な形態なので，処置は難渋します．同様に顔面部から頸部，指間部（趾間部）の熱傷処置は特殊部位といえます．

　また，手背部，足背部あるいは仙骨部などは皮下組織が乏しく深達度が深くなりやすい部位です．わきの下や陰部の熱傷も，処置に苦労する部位です．評価の第一段階は，特殊部位の熱傷の合併についてチェックすることを忘れないことです．

2 熱傷の深達度を評価（表3）

1．Ⅰ度熱傷

　表皮のみの傷害であり，発赤や軽度の浮腫をきたす程度です．真皮の傷害はなく，水疱形成はみられません．局所炎症反応のため疼痛を生じます．

2．Ⅱ度熱傷

　表皮と真皮の間に水疱形成があればⅡ度です．しかし，受傷直後から明確に区別することは難しいでしょう．ときに受傷時の組織侵襲の程度がⅡ度に見えても，その後の炎症反応で皮膚損傷が進行してⅢ度へ移行することもあります．瘢痕形成については，上皮化を担う表皮細胞がどれだけ残存するかで治癒期間が決まります．

　　a）**浅在性Ⅱ度熱傷**（superficial dermal burn：SDB）：傷害部位は真皮上層までで，真皮層内にある毛細血管から漏出した血漿成分が表皮下に貯留し，水疱を形成します．強い自発痛と，水疱が破けた部位から見える真皮は赤色に充血し

表3 熱傷の深達度

深達度	皮膚所見	疼痛症状	傷害組織	上皮化期間
Ⅰ度熱傷 （EB：Epidermal burn）	発赤，紅斑	熱感，疼痛	表皮	数日～1週間
Ⅱ度熱傷（浅在性） （SBD：Superficial dermal burn）	紅斑～水疱形成	強い疼痛 灼熱感	表皮～ 一部真皮まで	1～2週間
Ⅱ度熱傷（深在性） （DDB：Deep dermal burn）	水疱形成 びらん		真皮まで到達	2～4週間 植皮が必要
Ⅲ度熱傷 （DB：Deep burn）	蒼白 羊皮紙様	無痛	真皮 皮下組織	4週間以上 植皮が必要

たように見えます．皮膚表皮の再生は，熱傷周囲の健常皮膚や，熱による障害を受けなかった毛穴内にある上皮細胞など皮膚付属器にある表皮細胞から上皮再生が始まります（図1）．表皮びらんや擦過傷程度の深さの創であり，2週間前後には表皮の再生は完成し，ケロイドなど瘢痕は生じないとされています．

b）**深在性Ⅱ度熱傷（deep dermal burn：DDB）**：傷害の深さは真皮深層まで及び，浅在性より自発痛が少なく，水疱底は白色で貧血様にみえます．壊死の深さを表面から判断することは難しいでしょう．表皮の再生は残存した表皮細胞が限られるために表皮再生に時間がかかります．完全に上皮化するまで3～4週間を要し，真皮の傷害が著しい場合には瘢痕性肥厚（ケロイド形成）を残す可能性があります．

3．Ⅲ度熱傷

熱傷は皮下組織まで達し，感覚は消失し，焼痂（eschar）と呼ばれる壊死組織となります．DDBの臨床経過の中でⅢ度まで深達する場合もあります．創の上皮化は小さな熱傷面積であっても，治癒まで1カ月以上を要し，瘢痕性肥厚や拘縮に注意します．見た目に健常皮膚のように見えても，後になってDDBあるいはⅢ度以上と判明することがあります．ERで遭遇するⅢ度熱傷や炭化した皮膚レベルの熱傷は，カイロや湯たんぽでの"低温やけど"でしょう．受傷後時間が経ってから受診することも少なくありません．

ERで熱傷の局所療法を開始

1 冷却（cooling）

ERの流し台や洗面台で局所の冷却が可能な部位は四肢に限られるでしょう．簡便な方法では水道水を用いて洗浄も兼ねて冷却する方法や，下肢であればバケツに足を直接浸して冷却することもあります．受傷直後からの冷却が実施できていない場合は，ERで診療を待つ間も冷却を続けることが有用です．

ERの創傷

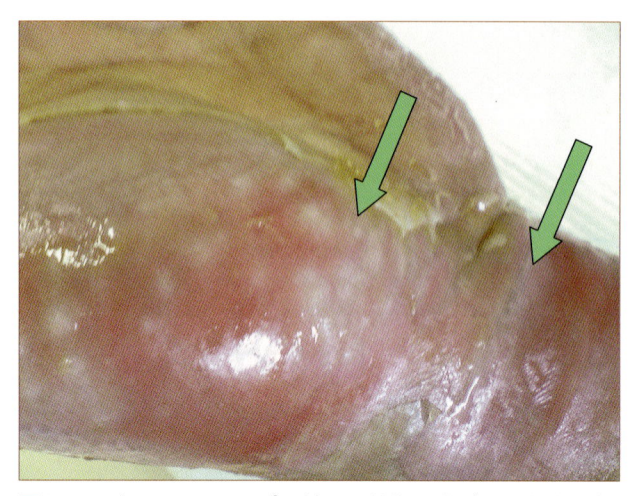

図1 ラジエターキャップを外して熱傷を浴びたⅡ度熱傷(受傷7日目)
手関節部の皺内や手掌の汗腺部から上皮再生がみられる(矢印).感染徴候はない.初診時より水疱が破れていたので,ディオアクティブで被覆した.軟膏,抗菌薬は使用せず.

　冷却スプレーについては,爽快感が得られるかもしれませんが,皮膚温が氷点下以下になる場合もあり,凍傷と同じ状況になりさらに損傷を与えるため注意します.また,氷冷やゲル状保冷剤パックの使用では,冷やし過ぎないように注意が必要です.

② 洗浄(cleaning)
①洗浄が最優先の処置である
②コストのかかる滅菌水よりも,豊富な水道水
③熱傷面と周囲の皮膚もきれいに洗う
④鎮痛に配慮する
⑤異物の残存なければ消毒薬は不要

　創洗浄の目的は,局所感染を防ぐことです.強調すべきことは創洗浄の開始を遅らせないことです.熱傷部位の感染源となる異物を速やかに除去します.ときに,受傷からER受診まで1時間以上経過していることもあります.すぐに熱傷部位の冷却と創洗浄を指示します.受傷時の状況は洗いながら聞けば時間短縮になります.

　初期治療のポイントは,鎮痛と十分な水道水での洗浄です[1].鎮痛処置として,キシロカイン局注といった局所麻酔薬が必要な場合もあります.流水での洗浄は冷却と鎮痛に効果的です.しかし,顔面部や体幹部のように直接水流が当てられない場所や,洗浄する場所が確保できない場合には,大人用紙オムツを水受パッドとして活用します.また,家庭で市販されている軟膏,馬油,オイルなどの油脂成分の洗浄は37〜40℃のお湯が効果的です.異物は流水,水圧での洗浄,ピンセットや鉗子で除去します.

　熱傷部分に気をとられ,熱傷周囲の皮膚が汚れていることを見逃しがちです.被覆

剤を貼付する部位が汚れていれば再度洗浄することになり大変です．あらかじめ熱傷周囲も十分に洗浄することを忘れないようにします．

　十分に湿らせたガーゼ（石鹸などを含ませた）でのブラッシングは，健常皮膚との境目の汚れを落とすのに有効です．繊維くずが残らないように注意して使います．綿球は繊維くずが残る割には汚れ落ちが悪いようです．ブラシを用いたブラッシングは刺激が強すぎることがあります．創面保護も大事ですが，異物は感染成立の大きなリスクです．創面保護と異物除去，どちらを優先しますかと聞かれれば，答えは明白でしょう．

　水疱蓋は biological dressing であり，創保護および創面露出による疼痛軽減の観点からできるだけ温存します．緊満し過ぎた水疱では，水疱内容物を 18 G～23 G で吸引します．ときに水疱が粘稠性で完全に排出できない場合もあります．感染あるいは汚染された水疱皮は除去します．水疱皮を熱傷面にいかに密着できるかどうかで biological dressing としての効果が変わるでしょう．

MEMO 減張切開

　一般に減張切開を要するものは入院治療となり，専門医の治療が必要です．しかし，受傷当日に必要でなくても，受傷後しばらく経過して減張切開が必要となる症例があります．末梢循環不全をきたす可能性がないかどうか，という視点での評価は忘れないようにします．

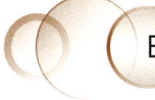

ER における熱傷深達度別の治療方針

1 Ⅰ度熱傷

　十分な量の水道水での洗浄を先に行い，そのまま局所の冷却を継続します．洗面器やバケツに局所を浸すなどの冷却処置によって疼痛も軽減します．局所の発赤のみで水疱がない場合には，局所を清潔に保ち，経過観察の方針でよいでしょう．

2 Ⅱ度熱傷

　Ⅱ度熱傷は，翌日以降に再評価が必要であることを患者本人や家族に説明します．ER医は初診時の皮膚所見を見る機会はありますが，数日後の上皮再生の過程を見る機会が少ないものです．図2に示すような治療経過を知っておくことは患者説明にも役立ちます．コンサルテーションを行った形成外科医や皮膚科医に臨床経過を一緒に見させてもらうこともいいでしょう．

　SDB であれば被覆剤のみの処置で十分なことが多く，水疱欠損して真皮が露出している場合や，DDB の深さまで深達していると予測可能な場合では，疼痛軽減，創面保護目的でワセリンの使用が有用です．通常，抗菌薬含有ステロイド軟膏は不要であり，深達度が不明なまま特にスルファジン銀クリーム（ゲーベンクリーム®）は絶対に使用しないことです．再生する上皮細胞への障害をきたします．ER で洗浄して

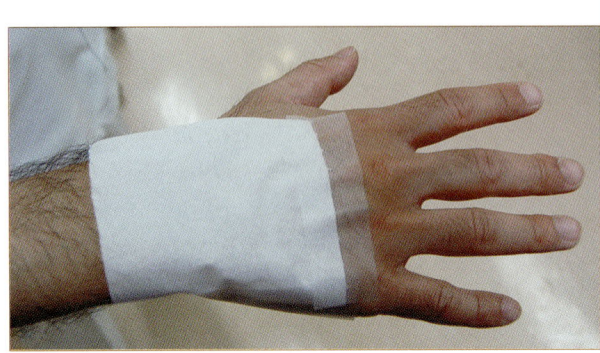

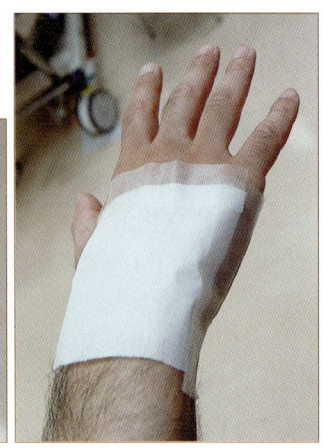

図2 防水シートを用いた被覆例（手関節部）
処置用防水シート．薄く，柔らかく，関節部にもフィットする．創面に防水加工面を当てることで刺激も少なくなる．滲出液が多く，交換が頻回でも安価で何度でも交換可能．創部の洗浄をしっかりと実施すれば感染合併もない．

　きれいな熱傷部位はまだ細菌感染が成立していないため予防目的の抗菌薬使用は行いません．
　被覆に関しては，基本的な機能として創部に密着できる被覆剤であればよいでしょう．Ⅱ度熱傷では熱傷面からの滲出液も多く，透過性が高い素材は滲み出やすいため不向きであり，また，水疱が破れて露出した創面を保護する役目があります．市販されていて，使用可能な被覆材はポリウレタンフィルム（オプサイト®，テガダーム®など）があります．吸水性ポリマーなどは保険診療上の適応に注意して使用します．これらの使用には「皮膚潰瘍」という病名が必要なこともあり，コスト面への配慮が必要です．
　翌日までの注意点として，漏れた滲出液で周囲の健常皮膚への影響があります．また，衣類が汚染されることで，ラップによる湿潤療法に苦痛を訴える場合もあります．そのような場合でも湿潤療法のメリットを説明することが必要です．例えば，ラップ材の一部をガーゼなどで覆って滲出液を吸わせる方法もあります．治療者が面倒でなければ完全に取り替えることが最も効果的です．
　筆者らの施設では，スタッフたちがアイディアを出し合って適切な被覆剤を検討しています．最近のトピックは，片面を防水加工した紙シーツがよい評判を得ていることです．食品用ラップのように透明でないため，創部観察はできませんが，それ以外は，軟らかく，密着性もよく，関節部にも使用できます（図2）．紙シーツは安価で，創面を覆う防水面は滑らかで，刺激も少なく，紙なのでハサミでどんな形にも切ることができます．創面との接触面に粘着剤もないので再生した皮膚への悪影響も少ないと考えられます．

3 Ⅲ度熱傷

　初診時にⅢ度熱傷と判断した場合は，当日の処置は洗浄と局所の清潔です．被覆剤で覆い，形成外科，皮膚科に引き継ぐ予定で，翌日まで経過観察の方針とします．一見Ⅲ度と思えても，Ⅱ度とⅢ度熱傷が混在している場合も多く，Ⅱ度以下の部位があれば創痛を伴い，疼痛対策が必要です．

　熱傷診療ガイドラインでは，スルファジン銀クリーム（ゲーベンクリーム®）が，感染予防目的を期待して推奨度Bで示されていますが，受傷当日に熱傷の深達度を正確に区別することは難しく，健常皮膚への影響もあります．筆者の施設で外来常備薬とはしておらず，その使用については，翌日の診察以降にまかせてよいと考えています．

　被覆材は，ポリウレタンフィルムでもよいでしょう．ERで当日使用する直接接触による刺激を防ぐ意味でワセリン軟膏も使用することがあります．ハイドロコロイド（商品名：デュオアクティブ®，テガダーム® など）やポリウレタン（ハイドロサイト®）の使用については後日外来で検討してもよいでしょう．

ERにおける熱傷診療の工夫

　ドレッシングしにくい場所への対応は，各自のこだわりを生かしてください．翌日受診を想定した処置の例を提示します．

1．頭部

　基本的に被覆は難しく，保護目的で三角布，弾性包帯を使います．小さな熱傷では，開放してそのまま乾燥上皮化を待ちます．

2．顔面部

　耳介部はワセリンを塗って乾燥を防ぎます．顔面部は被覆材を使用するよりも，洗浄後，乾燥を防ぐ目的で軟膏を薄く塗る程度で十分でしょう．患者には「皮膚が乾燥して引きつれ感がないように薄く軟膏を塗布してください」と説明します．口周囲の髭や髪の生え際では毛穴から上皮再生が進み，意外と早期に回復します（図3）．

3．手指

　Ⅱ度以上で翌日以降にDDBや水疱形成の可能性があるときには，手全体に薄く白色ワセリンを塗り，指間に挟むガーゼにも十分に軟膏をしみこませて，滲出液が十分吸収できるように手全体をガーゼで覆って，翌日以降に再評価します．滲出液対策を考慮してあげることが患者の心配を減らします．

　少し厚手にワセリン軟膏を塗ったガーゼ保護のほうが冷却効果もあり，疼痛軽減には評判がよいようです．逆に指サックの代用として，手袋の一部を利用することは，粘着剤付きフィルム（オプサイト® など）が密着しにくいので手指熱傷には有用です．

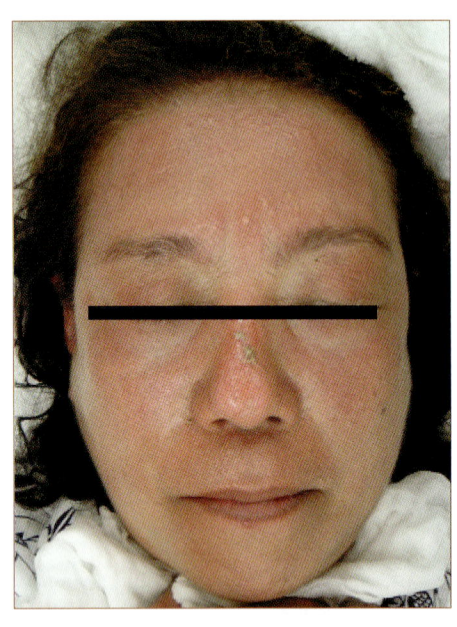

図3 顔面熱傷
火炎による熱傷で，洗浄後の状況である．鼻腔内に煤もなく，嗄声などの症状もない．前額部〜鼻部のⅡ度浅在性熱傷（SBD）であり，疼痛の訴えも強くないため，洗浄処置のみで経過観察，最終的には瘢痕なく治癒した．顔面部は被覆材が使いにくい代わりに，上皮化交換が頻回でも安価で何度でも交換可能．創部の洗浄をしっかりと実施すれば感染合併もない．

4．陰部・会陰部

皮膚自体は薄く上皮化も比較的早いため，軟膏を薄く塗布する処置でよいでしょう．下着が汚れる場合には，透過性がない被覆材では局所の不快感を増します．吸水性をもつパンツタイプの紙おむつを使用することもあります．

5．大腿部や体幹部

広い範囲で平らな面で包帯が使えない場合には，粘着性があるハイドロコロイドを使用します．包帯や三角巾で覆うよりも快適です．

6．乳児以下の小児

被覆材をすぐに剝がすことがありますので，逆にガーゼや下着で覆うほうがよいことがあります．乳児は手足など各パーツが小さく，例えば2本以上の手指の場合は，ワセリンを塗布し，手全体をポリエチレンフィルム（オプサイト®，テガダーム®など）で覆います．親指と残りの4本の指でミトン手袋風にしてあげると，うまく手を使って遊んでくれます．

軟膏と被覆材へのこだわり

ERでは軟膏を必ずしも必要とせず，十分な洗浄と適切な被覆材があれば原則不要でしょう．特殊な役割をもつ被覆材や褥瘡被覆材については，翌日以降で，専門医の診療で検討すればよいと考えます．

ワセリンは治療目的ではありませんが，創部と被覆材を密着させて湿潤環境を保つ目的で使用しています．密着性を向上させることと，直接被覆材が触れないことで創部の疼痛を軽減する目的があります．水疱や滲出液が多いときには不要です．

　軟膏や被覆材についてのこだわりというよりも，試行錯誤を繰り返してよい方法を見つけていくこともERの役目です．厳密に検討すべきという人もいますが，患者さんに悪影響を及ぼす危険性がきわめて少ないと判断される治療法は，実施してもよいと考えます．

　創傷被覆材は滲出液に応じて検討し，部位によっては密着性を保つ製材も販売されています．Ⅱ度熱傷に対して，ポリウレタン，ハイドロポリマーなどは密着性が高いため使用可能です．抗菌薬を含む軟膏ガーゼ（ソフラチュール®，トレックス®ガーゼなど）は，熱傷面の上皮再生を阻害し，菌交代をきたす可能性もあり，筆者は使用しません．

ERから帰宅させる前に悩むこと

1 医療従事者の「熱傷」と一般市民の「火傷（やけど）」

　熱傷の定義は，火炎や熱湯などの熱エネルギーによる生体組織の物理的あるいは化学的損傷としています．国語辞典でも「火傷」は，いわゆる「やけど」として記載されていますが，混乱を避けるため医療者は「火傷（やけど）」は使用しないほうがよいでしょう．医学の世界では，熱いもの（熱エネルギーを持つもの）による皮膚の傷害を「熱傷」とよびます．

　また患者にとって最初から「Ⅰ度」や「Ⅱ度」といった言葉は難解なときがあります．「"重いやけど"と"軽いやけど"の違いは，すぐに区別できるものではなく時間が経過して判断できるようになるので，本日は傷をきれいにすることと，できる限り痛みを取ることが目標です．少なくとも1日以上経過してから判断することになります」と説明して，翌日以降の専門医へ引き継ぎます．

2 翌日の再診日までに患者が悩むこと

　患者の心配事のひとつが滲出液で衣服が汚れることや，入浴の可否でしょう．滲出液が多い場合の対応を真摯に行うのかどうかで，その後の患者さんの熱傷治療内容への信頼へつながります．患者さんが快適に過ごすことが肝要であり，患者さんが心配して，包帯交換を希望した場合には快く聞いてあげましょう．市販されているガーゼや包帯を使用してもよいと話しておくのもよいでしょう．

　入浴の可否は，受診前までに石鹸やシャンプーで洗って受診するように筆者は説明しています．

3 瘢痕予防について

　局所の安静は基本的に不要と考えます．手指の熱傷であっても，ラップや包帯で処置してしまえば，自由に動かすことを許可します．患者にとっては「熱傷がきれいに

治るのか」が一番の関心事です．しかし，受傷当日では瘢痕やケロイドが残る可能性の説明はできません．初日の治療の目的と，その後の経過には個人差があることを理解してもらうようにします．

　また，瘢痕形成予防で，トラフェルミン（bFGF製剤：フィブラスト®スプレー）が褥瘡・皮膚潰瘍（熱傷潰瘍，下腿潰瘍）の適応で使用されていることを知っていれば，専門医との連携に役立ちます．

4 破傷風トキソイド・抗菌薬の使用

　局所処置で帰宅可能な熱傷においては，経口抗菌薬投与は不要です．また，破傷風トキソイドの使用に関して，局所の浅在性熱傷であれば不要と考えます（「15．処置後の薬物投与」参照）．汚染がひどい場合は一般の外傷と同様の考え方で追加免疫の必要性を検討します．

ERから帰宅させた後に悩むこと

　別に後悔することや，治療がうまくいかなかったことを悩むものではありません．ERで自分の行った診療を振り返り，軽症熱傷診療をレベルアップすることが目的です．

1 熱傷初期の治療に関して，患者に十分に伝えることができたか？

　救急外来で熱傷患者から，「きれいに治るまでどのくらいかかりますか？」と聞かれて戸惑ったこともあるでしょう．熱傷の場合，皮膚科や形成外科の専門医ではないので詳しくわからないのが本音です．

　熱傷に限らず，患者に診療内容を理解できるように説明することは必要です．しかし，救急外来が混雑している場合には，十分な時間がない状況で帰宅させざるをえないこともあるでしょう．以下に示す内容に関して，救急外来で患者に説明することを常にイメージしておきます．これらをすべて説明しても5分程度です．診療後の振り返りで気づいた点を次の診療に生かすことが大事です．

熱傷に関する説明のチェックリストを心の中で唱えよう

□ 受傷部位の確認：見落とした部位がないように最終的に患者と確認する
□ ERでの処置：初期治療に必要な十分な洗浄（時に冷却）を行ったこと
□ 熱傷の治療内容：湿潤療法のメリットと起こり得る合併症
□ 熱傷の合併症：機能的障害が予想される場合には専門医へ紹介予定
□ 疼痛対策：痛みを放置すると信用されません．疼痛コントロールを！
□ 経過観察：少なくとも24～48時間後の熱傷部位の再評価が必要
□ その他：感染徴候，滲出液への対応など気づいたことを追加する

　診療を終える際に，見落とした部分がないかどうか確認しながら，患者が診療内容を理解したかどうか確かめていきましょう．患者にあまり多くの情報を与えすぎても，十

分に受け取ることができないので，できる限りポイントを絞り，箇条書きのようなイメージで，患者やその家族へ説明することが有用です．

② 診療録（カルテ）の記載は必要十分か？

　熱傷診療においては，熱傷の局所所見の記載が必要不可欠であり，その表現方法もさまざまです．電子カルテではこれまでの紙カルテとは記載方法，内容にも異なる点もあります．しかし，記載内容は媒体が異なっても変わることはありません．以下に熱傷局所所見の記載についてまとめます．

診療録への記載事項
①受傷機転（熱源，原因物質，化学薬品，灯油など）
②受傷部位（解剖学的部位）
③創面の性状，色調，水疱，異物
④予想される深達度とその面積（全体表に対する％）
⑤疼痛部位の確認（深達度にも関連）

　これらを記載する際に，身体の図（シェーマ）は必須です．電子カルテではテンプレートとしての身体図（シェーマ）が準備されているものもあり，これらを活用するのも効率的です．紙カルテの場合でも可能な限り図示することが必要です．
　熱傷部位を図示するためには，創面をきちんと観察，評価できなければ診療録に記載することができません．上手なデッサンをする必要はなく，身体のどの部位に熱傷があるかわかれば十分です．そこに局所所見をまとめることで，文章以上の情報を伝えることができます．深達度によって色分けすれば，さらに見やすくなるでしょう．
　最近では，デジタルカメラで撮影した画像を電子カルテに残すことも可能です．ただし，写真撮影を行うときには患者プライバシーへの配慮と患者情報の管理といった点にも十分に注意を払う必要があることも忘れないようにします．電子カルテ，患者情報の取り扱いについて各施設の取り決めがある場合には必ず従います．

③ 熱傷は予防が一番！

　外傷においても，交通事故や労災事故において予防・啓発活動が重要であるのと同様に，熱傷においても予防とその患者教育が重要です．今回の熱傷処置と合わせて熱傷の予防についてまとめます．
　熱傷患者は 4 歳以下の乳幼児と 65 歳以上の高齢者が比較的多いとされます．救急外来を受診する小児の熱傷患者も少なくありません．子供が熱傷に受診した際に両親を強く責めるような教育は望ましくありませんが，熱傷の予防の重要性については伝えていく必要があります．
　救急外来は熱傷患者の唯一の教育場所であり，患者家族に予防の必要性を教えることができれば，将来の熱傷予防に有効であると言われています[2]．熱傷を受ける場所

表4　熱傷予防のための推奨事項

〈Flame burn prevention〉
・住居の煙探知機が正常に機能するか確認
・避難経路の確認，避難方法について避難訓練を行う
・火気を扱う場所の安全確保
・マッチやライターを子供の手が届かぬ場所に保管
〈Scald prevention〉
・ストーブガードの使用
・温水器の温度設定　49-54℃にする
・湯船の温度を温度計で測る

Rosen's Emergency Medicine 7th edition Table60-7 より翻訳引用

として家庭内が最も多く，特に学童をもつ親に熱傷予防プログラムを実施することで熱傷予防に有用とされています．特に小児の熱傷については環境面への配慮，予防，教育が大事です．情報源として，日本形成外科学会HP（http://www.jsprs.or.jp/member/disease/trauma/trauma_04.html）や，米国CDCはHP（http://www.cdc.gov/safechild/Burns/index.html#materials）で熱傷予防に関して情報公開して啓発活動しています．熱傷処置が終わって帰宅させる前に，両親へその予防方法について説明を行う必要があります．熱傷予防教育の唯一の機会を逃さないようにします．

最後に

今回のER診療における熱傷というタイトルに込めたメッセージは「早く洗うこと」と「広い範囲を十分に洗うこと」であり，その後に湿潤環境を維持できる被覆材で覆うことです．その手段については，各医師の工夫も生かされる領域でしょう．慣習や従来からある治療方法を変えることは勇気とエネルギーがいることです．ER診療では手軽で，身近にある材料を使って，よい結果が得られるならば，合理的な理由を検討しながら取り入れていくことも必要と感じます．

<参考文献>
1) Angeras MH, Brandberg A, Falk A et al：Comparison between sterile saline and tap water for the cleaning of acute traumatic soft tissue wounds. Eur J Surg 1992；**158**：347-350
　（動物実験ですが，創洗浄を水道水と滅菌生理食塩水で行い，両者で創の細菌数も感染率も有意差がなかったという報告です）
2) Kraft R, Herndon DN, Al-Mousawi AM et al：Burn size and survival probability in paediatric patients in modern burn care: a prospective observational cohort study. Lancet 2012；**379**：1013-1021

18 創傷処置にまつわる ER でのトラブル
人の振り見て我が振り直せ！トラブル症例集

北原　浩　*Hiroshi Kitahara*　茅ヶ崎徳洲会総合病院　救急総合診療部

見た目にだまされてはいけない！―頭皮からの出血―

症例 1

患者：75 歳，男性
　自宅の台所で足を滑らせて転倒し後頭部に 5 cm の挫創．救急隊がガーゼ圧迫した状態で搬送．頭蓋骨骨膜まで達する深さであったが，全身状態良好．単純 X 線写真で骨折がないため単純結紮縫合にて創閉鎖を行った．すべての処置が終わって帰宅しようと廊下で待っているときにふらついて転倒し立てなくなった．血圧 80/50 HR100，単純 X 線写真で確認すると右の大腿骨頸部骨折を認めた．

Key Note

- 事故現場の把握は最も大事．受傷機転や出血程度はできるだけ早めに評価．
- 頭皮の創を侮ってはいけない．起立時に転倒するくらいの出血はまれではない．
- 起立試験を積極的に行い，心配ならば補液をためらわない．

　頭皮の創は小さくても，皮膚と皮下組織が外部の硬い物体と頭蓋骨に挟まれて挫滅していることが多く，多くの例では骨膜まで達しています．血腫が形成され一時的に止血されていても縫合が必要な場合がほとんどかと思います．また頭皮は血流が豊富なため，うっかり小さな出血を確認せずに検査に時間を取られていると，その間も出血が持続し，気がついたらガーゼが真っ赤ということも珍しくありません．処置が完了していざ帰ろうと立ち上がると起立性低血圧の状態でふらふらして歩けなくなったり，最悪，本症例のように転倒による二次損傷が発生する場合さえあります．

外傷一般に当てはまることですが，事故現場の情報は非常に重要です．場所の情報，現場の出血量などによっては，同じ創でも病院での治療方針を変える必要があります．それらの情報を総合して総出血量が多いと疑ったら，小さな創であっても起立試験を行ったり，補液を行ったりして，しっかりと歩行できることを確かめてから帰宅可能かを判断する必要があります．糖尿病や利尿剤服用者，高血圧の薬を服用している高齢者では特に注意が必要です．

頭部 CT 検査の要否判断に関してさまざまなルールが提唱されていますが，実際は担当医自身や患者や家族の好みや心配度に左右されることが多いようです．ワーファリン服用者，透析患者は CT スキャンがまったく正常所見であってもその後の頭蓋内出血のリスクは低くないことだけは覚えておくべきでしょう．

器械への過信は禁物—スキンステープラーの扱い—

症例 2　患者：5 歳，女児
　自宅で転び，頭部に 1 cm 程度の挫創．全身状態良好で，創は小さいため無麻酔でステープラーを使用して縫合することとした．最初の一針目をかけるためにステープラーのハンドル部分を押したところ，そのまま解除できなくなりステープラー針が創に食い込んだまま本体から外れなくなった．無理やり本体を取ろうとしたら女児は暴れて泣き出し，そばで見ていた母親は心配そうな顔をしている．

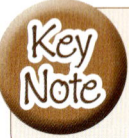

Key Note
- 器械の操作方法に習熟しておくべし．
- ステープラーは使用前に試し打ちをしておくと安心．
- どこで抜鉤してもらうかを確認してから使用すること．

　ステープラー（外科用ホッチキス）は便利な器械で外科領域で大活躍している医療器械の中でも最も古くから使用されているものです（具体的な使用方法については「9. 特殊な創閉鎖法」参照）．どんな縫合処置の達人でも処置の迅速さにかけては遠く及びません．特に認知症の人や小児など縫合スピードが要求される場面で威力を発揮します．本症例はステープラーを打ち込んだが，うまくリリースできないというトラブルです．

　新品の器具ではこうした事件はまれだとは思います（というか，そんなことがあってはならない）．しかし，あまり大きな声では言えませんが，実際の臨床現場では以前にパッケージを開けたが実際には未使用となったステープラーを破棄せずにコッソリと再滅菌・再利用することがあり，そのような場合にこのトラブルが起こりやすい

ようです．現場で同様の事例に何度となく遭遇してからは，筆者はたとえ新品であっても絶対に壊れていないと保障できない限り必ず 2～3 回試し打ちをしてから使用するようにしています．

ちなみにリリースできないときにはどうするか？　不用意に動かしたりせず，一息ついてまず（泣きたい自分をこらえながら）泣き出す子どもと母親を安心させること．次にもう一度強く押してみる．それでもリリースできないときは時間がかかると覚悟して局所麻酔を使用しながら鉗子を用いて抜去せざるをえないでしょう．パソコンなどのように，器械というものは便利な反面，使い方を間違えたり故障したりすると結果的に回り道をすることになるのは皆さんも経験があるのではないでしょうか？

ステープラーについてさらに一言．ステープラーを抜去するときには専用の用具（抜鉤器，リムーバー）が必要となりますが，創のフォローの紹介先はそのような器具が使用できる施設であることを確認しておく必要があります．何も考えずに他施設を紹介したら，患者さんが「器具がないから抜鉤できないと言われた」と怒って戻ってこられた事例を数回経験したことがあります．

最も多い創のトラブル—創内の異物取り残し—

症例 3　患者：30 歳，女性

割れたガラスを右の第 2 指に刺してしまった．中にガラスが入っているのではないかと心配して来院．単純 X 線写真で皮膚から 5 mm 深いところに小さな影が写っていたため，摘出容易と判断し，その場で指ブロックを行い，刺入部に小切開を加えて検索したがガラス片は見えない．創を検索しているうちに出血のため徐々に視野が悪くなり，ますます異物がわからない．その間待合には患者が増え待ち時間が長いと受付にクレームが来た．

症例 4　患者：50 歳，男性

日曜日に自宅で植木の剪定中に誤って木の枝で前腕を刺し，出血するために ER を受診．診察時には出血は止まっていたため通常の創として縫合処置を行い，自宅近くの近医に紹介．2 日後，近医より連絡があり，痛みと腫脹を訴えていたため，創部を開放すると，滲出液とともに内部から木片が出てきたとのことであった．

> **Key Note**
> - 異物の取り残しは ER での創処置の中で最もクレームの多いトラブルである.
> - 異物除去のポイントは「視野の展開」と「完全な止血」.
> - 異物除去は難しい. 簡単に取れた時でも自惚れず, ラッキーだと思うこと.
> - 待ち時間に注意を払うこと. 異物除去はベテラン医師に任せることをためらうな.
> - 創の痛み, 発赤, 腫脹はまず異物の取り残しを疑うこと.

　両症例とも異物関連のトラブルです. 異物の取り残しは ER で最も多い創処置トラブルであることは万国共通のようです.

1 異物摘出には時間がかかると認識しておくこと

　症例3はガラス片の摘出に難渋した事例です. 筆者も若い頃, 同様の経験をしたことがありますが, はっきり言えることは, 小さな異物の摘出は待ち時間の長い ER の最中に試みるような処置ではないということです.

　受傷状況から異物を疑うべき場面はさまざまで, 窓ガラスや車のフロントガラスにぶつけて発生した創, 砂の中でケガをした場合, 口腔内裂創で歯が欠けているときなど, 明らかに異物の残存が疑われる場合もありますが, 患者自身が気がつかないまま来院する場合もあります. 異物の存在を疑ったら単純 X 線写真やエコーなどで確認しますが, 有機物や小さなガラスやプラスチックなどは単純 X 線写真でも同定できないことがあり, 創を直接検索する以外に確実な手段がないことも少なくありません. 単純 X 線写真で見える金属片や針などは場所の同定が楽なため, 経験の浅い人には簡単に摘出できそうに思えますが, 予想に反して手間取ることが少なくありません. 特に皮膚面からの距離が離れているほど困難です. 異物摘出には時間的余裕のある状況下で確実に視野を確保しながらねらいを定めてアプローチする必要があります. 透視下に異物刺入部位から異物の位置まで刺入した注射針をマーカーにすると場所の特定が容易になりますので, 異物が深い場所にある場合はこの方法を試みてもよいかもしれません. いずれにせよ深く入った異物ほど摘出に時間がかかるものと覚悟し, 習熟した医師や同僚に依頼することをためらわない姿勢が重要です. どうしてもわからない小さな異物の場合は周囲組織ごと切除するという方法もありますが, 神経や血管の走行に注意しなければなりません. 金属ならば切除組織を単純 X 線撮影しておけば異物を取り除けたかどうか確認できます.

　異物検索のポイントは, ズバリ「良好な視野の確保」です. 手指なら脱血下でターニケットを使用することが必須です. 異物見逃し率は創全体を視認できれば7%, 視野が十分確保できなければ20%以上というデータもあります.

2 運悪く異物を残してしまったらどのようになる？

　症例4は異物残存が原因となった感染例ですが，木片などの有機物の場合，感染はほぼ必発です．残した異物の汚染度や大きさにもよりますが，痛みがある，発赤が続く，滲出液が出てきたなどといった訴えが多いようです．通常の創感染は最初の創の状態からある程度予測が可能ですが，異物取り残しによる感染は予期せぬ合併症として発生することが多く，患者さんからのクレームとなる可能性が高くなります．

　小さな金属やガラス片などでは感染することなく，異物反応の結果，腫瘤組織としてとどまり，創が治癒しても痛みなどが取れない状態が続くことがあります．表皮直下に残ったガラス片などは数日後，場合によっては数週から数カ月後に自然に押し出されてくることもあります．

手は責任重大…神経と腱に注意！―手指の神経・腱損傷―

症例5

患者：30歳，男性
　機械で作業中に左示指PIP背側部を切ったためER受診．感覚異常なく，可動域も問題なかったため縫合閉鎖を行った．その後外科の外来にて抜糸を行い，終了となっていた．2カ月後，指の形が変わったとのことで整形外科受診．ボタン穴変形を認めた．

Key Note
- 手の神経・腱損傷を見逃すと重大なトラブルになる．
- 手の解剖は難しい．普段から手の解剖と機能評価法を繰り返し学習しておく．
- 手の外傷を得意とする医師は少なく，手の専門医への紹介を躊躇しないこと．
- 起こりうる短期・長期の合併症や後遺症についての知識も身につける．

　手には骨以外にも神経，血管，腱などの重要組織が多く，これらの損傷の見逃しが後々重大な後遺症に発展することがあるため，初療医は細心の注意が必要です．手の外科は評価・治療あるいは後療法を含めた一貫した専門的ケアが必要なため，整形外科・形成外科領域の中でも特殊な専門分野として確立しており，通常の一般外科はもちろん，整形外科であっても手はあまり得意でないことを自認する医師も少なくありません．

　症例5はPIP関節背側にある伸筋腱のうち，central slip（中心索）が断裂した症例です．PIP背側は皮膚と皮下組織が比較的薄くて腱組織が容易に損傷される部位で

ERの創傷

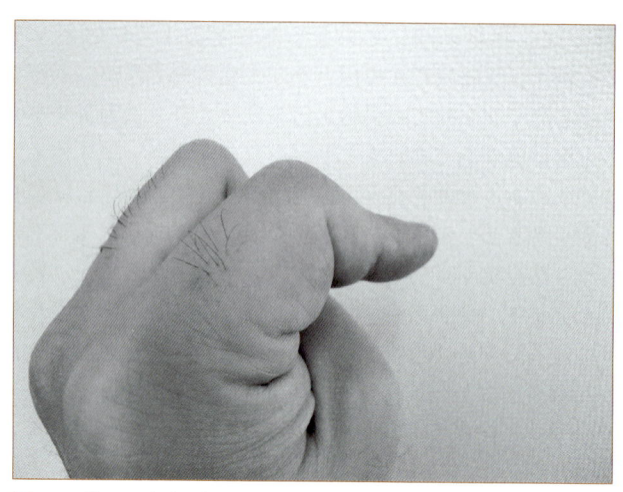

図1　ボタン穴変形

す（「12. 特殊な創と専門医への紹介」参照）.

　またcentral slip損傷は受傷直後ではROMテストで確認できないことも多く「指は伸ばせるから」という安易な理由で創閉鎖することになります．その後，手の外傷に明るくない医師によりフォローされ，抜糸処置を受けて通院終了となったものの，しばらくして変形が生じてびっくり，ということになります．ボタン穴変形（図1）はPIP屈曲位，DIP過伸展位を示す変形で，PIP背側のcentral slipが損傷し，橈側と尺側のlateral band（側索）の間から屈曲したPIP関節が背側突出してくるために生じるもので，ちょうどボタンがボタン穴から出てくる仕組みに似ていることに由来していると思われます（たぶん）．Central slipの損傷部位が見えなくても受傷機転から疑うことができれば，PIP伸展位固定として早めに手の外科の専門医（手の外傷に慣れている整形外科医）に紹介するのがベターでしょう．

　ついでに言えば，伸筋腱損傷がDIPレベルで生ずるmallet finger（槌指）は有名な外傷ですが，急性期を過ぎるとボタン穴変形とは逆のスワンネック変形（PIP過伸展位，DIP屈曲位）が生じて問題になることがあります．これも一緒に覚えておくとよいでしょう．

　屈筋腱損傷は伸筋損傷よりも厄介です．複数の腱が存在し構造が複雑であること，修復までに許される時間が短いこと，修復技術そのものが難しいなどの理由で，後遺症の発生率が伸筋腱に比べて高くなります．PIP遠位からMP近位にかけてのNo man's land（誰も知らない土地＝踏み入れてはいけない怖い場所のたとえ）は有名ですが，それ以外の場所でも屈筋腱の完全断裂を見逃して放置されると近位端が時間とともに短縮し，専門医の診察を受ける時にはすでに断端が創内から遠く離れたところに移動してしまいます．こうなれば修復にも特殊な技術が必要となるばかりか，機能障害の発生率が高くなります．

　手の外傷では常に可動域（ROM）を評価することが必要ですが（「12. 特殊な創と専門医への紹介」参照），創の内部を詳しく観察することも重要です．特に腱損傷は

単に創を覗いただけでは問題なくても全可動域で注意深く観察すると損傷部位が視野に現れる場合があります．よくあるのは屈筋腱損傷が疑われる場合で，一見腱鞘のみが切れているように見えても当該腱の手指の全可動域でチェックしてみると奥の方から部分断裂した腱が現れてくることがあります．

　もうひとつトラブルになりやすいものとして神経損傷があります．神経修復は腱ほど時間的な制約は多くないため緊急性は高くありませんが，いきなり麻酔をするとその後の神経評価ができなくなりますのでまず最初に神経評価を済ませておくことが重要です．神経評価にはさまざまな方法がありますが，手指の神経評価には2点間識別法が最も鋭敏だとされており健側の情報を参考に丁寧に比較しながら確認し，診療録に正しく記載しておきましょう．基本的に緊急性は乏しいため十分な洗浄のうえ，縫合閉鎖して後日専門医へ紹介します．

誰にどう説明するか…確実な情報伝達を—患者への説明と情報伝達—

症例6
患者：15歳，男児（中学生）
　学校で足背に5 kgの鉄亜鈴を落とした．出血あり．痛みが強く，担当教諭とともに来院．創部を縫合閉鎖した．単純X線写真では明瞭な骨折所見は認められなかったが，通院が必要であることを本人・教諭に伝えたうえ，局所固定処置を行い，外科外来再診となった．7日後抜糸するも疼痛が続くため，再度X線検査を行うと中足骨骨折を認めた．母親は骨折がないと思っていたため，初療医に説明を求めてきた．

Key Note
- 未成年者の扱いには注意．
- キーパーソンへの説明は担当医師から直接伝えるのが望ましい．

　正しい処置を行い，患者にも十分な説明を済ませたにもかかわらず，思わぬクレームを受けることがあります．そのような場合のほとんどは情報伝達方法の不備によるものだと思われます．本症例の場合，創があったこと，骨には明らかな単純X線写真上の異常所見は見られなかったため，担当医の処置自体には問題はなかったと思われます．担当医は少年本人と学校教諭に経過観察処置も含めて説明したつもりでしたが，家族に正しい情報が伝わるためには15歳の中学生と担当教諭が家族に説明できるぐらい十分に理解をしているかどうかが問題になります．

　一般的に患者は怖い情報よりも自分が安心できる情報を信用する傾向があり，本人も学校教諭も「単純X線写真で異常な所見がない」＝「骨折はない」と受け止めてご

両親に説明した可能性があります．最近は校内での事故に関して学校側も非常に神経をとがらせることが多く，本ケースのように親代わりとして教諭が生徒を救急外来に連れてくるケースがよくみられ，本来家族に説明すべき情報を教諭に託すことも珍しくありません．しかし，伝言ゲームの時のように別の人を介するとその間に多くの情報が欠落することとなり，医師が伝えたいニュアンスなどはほとんどなくなってしまうものです．筆者は未成年者などで説明内容や合併症について理解してもらうのが難しい場合には早めにキーパーソンとともに来院してもらうか，本人から家族に電話をしてもらい，その場で直接説明する方法をとるようにしています．連絡が取れないときは連絡の取れそうな時間を確認したり，簡単なメモを渡したりすることもあります．

抜糸のタイミング…創の状態をよく観察して

症例7

患者：60歳，男性
　自転車走行中に転倒し，左膝やや頭側をぶつけて出血し，ERを受診した．膝蓋骨やや近位に水平方向約4 cmの挫創あり．皮下組織深部まで達していた．筋膜は異常なく垂直マットレス縫合にて閉創した．その後外来に通院し，受傷12日目に抜糸．自転車で帰宅途中で出血したため再度受診した．創部は離開していたため，再度縫合処置となる．患者は肝硬変に罹患している．

Key Note
- 抜糸のタイミングは最終的には創治癒の程度で判断するもので，必ずしも予定通りに行うものではない．
- 創治癒の創の形状や汚染度以外に，部位，全身状態や基礎疾患，局所安静度などによっても左右される．
- 抜糸≒治癒ではないことを患者さんに理解してもらうこと．

　救急医の先生方の中には縫合処置後のフォローを専門医に任せる場合が多いかもしれません．しかしERでの処置はあくまでも治療の一場面でしかなく，創治癒はその後数カ月かけて徐々に進行することを知るべきです．創治癒の全過程を理解して初めて初療の重要性が理解できると言っても過言ではありません．若い先生方は自分で処置した創が治癒していくプロセスを確認する機会を多くもってほしいと思います．
　創治癒はさまざまな条件に左右され，抜糸時期もそれらによって異なります．縫合直後はうまく縫えたと思っても予想外に治癒が進まなかったり，最初の見栄えが良くなくとも意外にきれいに治癒することもあります．
　本症例は救急医自ら抜糸処置したケースです．膝の関節面は下肢の運動により皮膚

に緊張がかかりやすく，2週間前後の抜糸期間を置くのが一般的ですが，この男性が，自転車をよく利用していること，肝硬変に罹患していることを考慮すれば，12日目という抜糸タイミングは微妙な時期だったかもしれません．あるいは，抜糸後の自転車運転や歩行に関しては注意を促す必要があったといえるでしょう．肝硬変は末梢の動静脈シャント形成のため，易感染性と合わせて創治癒にとって不利な条件が多いようです．一般に抜糸の前には，創周囲の発赤・腫脹・疼痛・熱感のいわゆるケルススの4主徴に加えて，滲出液の有無，皮膚の色素沈着(静脈うっ滞)，動脈拍動や皮膚萎縮の有無(動脈血流)なども注意深く評価します．正常な治癒過程でなければ抜糸を延期する，あるいは創の緊張維持に関わらない縫合糸だけを抜糸するいわゆる「半抜糸」のテクニックを用いるドクターもいます．多少おおざっぱな言い方になりますが，一般に創治癒は頭に近いほうが早く足先にいくにしたがって遅くなる傾向があり，創の形状や汚染度などの他に，糖尿病，動脈硬化症，肝硬変，あるいは「体質的な問題」としか言いようがないその人固有の条件，さらに安静度や生活・労働環境などにも影響されます．

　一般に患者さんは抜糸をすればすぐに通常通りの生活に戻してよいと感じるようですから，抜糸後の創離開のリスクが危惧される場合は生活上の注意が必要でしょう．例えば同じ膝の創でも自宅で静かに暮らす糖尿病の高齢者と毎日部活で陸上競技をしている中学生には当然伝える内容は違ったものになります．

高齢者の単独外傷…受傷機転に注意する

症例8

患者：80歳，女性
　自宅の階段で躓いて転倒し，左前腕部の挫創と右手関節の痛みを訴えて家族とともに受診した．右手橈骨骨折を認めギプス固定し，左前腕には5 cmの挫創あり縫合処置を行った．全身状態・意識良好で頭部打撲の形跡もなく帰宅となるが，待合室で失神あり．心電図にて3度AVブロックを認めた．

Key Note
- 高齢者の単独外傷は受傷原因を考える．
- 可能な限り事故の状況を知っている人から病歴を聴取すること．
- ERではどんな場合でも内服薬・持病の有無は重要．
- 帰宅前にいま一度バイタルサインの確認を．

　交通事故での単独外傷は要注意ということは一般的に知られていますが，一般外傷でも同様と考えるべきです．単に足を踏み外したのか，それとも脱力や失神などの全

身状態悪化によるものか判断が難しいことがあります．受傷現場に立ち会った人が同席している場合は有力な情報源になり得ますが，健忘等の脳振盪症状を合併しているときや認知症の高齢者の場合は，受傷機転に関する正しい病歴は取れないと思ったほうがよいでしょう．

　本症例は高齢女性に発症した3度AVブロックに伴うアダムス・ストークス発作による失神を契機とした転倒外傷です．来院時の患者さんの意識状態がはっきりしている場合は病歴が正しいと思いがちですが，記憶があいまいな場合や認知症患者では，できるだけ現場関係者にアクセスして客観的な情報を得るように心がけたいものです．受け入れ要請の際には救急隊には通報者への連絡手段を確認しておくよう指導しておくとよいでしょう．また，診察前だけでなく，処置後や帰宅前にバイタルサインを含む全身状態をもう一度確認しておけば最悪本症例のような事態に至らなくて済みます．転倒の要因としては心血管原性失神以外に，痙攣・脳卒中・循環血液量低下(出血・脱水など)には特に注意しておく必要があるでしょう．

　向精神病薬の多くは高齢者の失神・ふらつきの原因となり，既往歴とともに内服薬の確認を行い，場合によっては主治医より情報提供を受ける必要があるかもしれません．中止すべきかどうか判断に迷う場合は診療情報提供書を作成し，患者さんの安全確保と診療の継続性を保証することも初療医の重要な責務です

まとめ

　縫合処置のようなついつい流れ作業的に行う業務はマンネリ化しやすいものです．創を見たら，出血，異物，重要組織損傷の3つを常に思い浮かべること，そしてどんな外傷や処置にも後遺症や合併症があることを忘れずにスキルアップに励んでください．

<参考文献>
1) Frank J. Edwards：The M & M Files. Philadelphia, Hanley & Belfus, 2002
　　(邦訳　太田凡，中村陽子訳：ER・救急のトラブルファイル．メディカルサイエンスインターナショナル，東京，2007)
　　(創のみならず，軽症から重症までの幅広いテーマに関わるトラブル集です．この本を読んで「あるある…」とうなずく例が多い人はそれなりにER型救急の経験を積んだ人でしょう．)
2) Rott T Alexander：Wound and Laceration. Emergency Care and Closure, 3rd Edition. Missouri, Moby, 2005
　　(言わずと知れた古典的名著です．版を追うごとにわかりやすくなっておりお勧めです．)
3) Adam J. Singer, Judd E. Hallander：Laceration and Acute Wounds. An Evidenced-Based Guide. Philadelphia, F. A. Davis, 2003
　　(上記の2によく似たテキストですが，ややコンパクトにまとまっています．持ち運びにはこちらが便利かも．)
4) Raymond G. Hart, et al：Emergency and Primary Care of the Hand. ACEP Texas, 2001
　　(ACEPによる救急医のための手のテキストです．やや古くなりましたが，救急医が使いやすい手の外傷の本は少ない中，この本にはER現場に必要と思われる情報がまとめられています．図がやや見にくいという欠点がありますが便利に使える本です．)

19 創傷治癒のメカニズム
古くて新しい基本理論を理解する

日比野壮功 *Takenori Hibino*
本多　英喜 *Hideki Honda*　　横須賀市立うわまち病院　救急総合診療部

> **Key Note**
> - 創傷治癒の様式は，真皮が保たれているか否かで大きく異なる．
> - 湿潤療法は，原理を理解し適切に行うことで大きなメリットが期待できる．

はじめに

ERには毎日のように外傷患者が来院しますので，初期治療を担当するER医には，創傷治癒に関する知識は必須となります．本稿では，創傷治癒の理論を理解するために，皮膚の構造，創傷治癒の様式について概説します．さらに最近広まりつつある湿潤療法について，その理論，メリットを紹介します．

皮膚の構造

まずは基本的なことですが，皮膚の構造についての理解が必要です．
皮膚は表面から，表皮，真皮，皮下組織の順に並んでいます（図1）．
その他，毛器官，立毛筋，脂腺，汗腺などの付属器が存在します．
最上層の表皮は，深部から順に，基底細胞層，有棘層，顆粒層，角層の順に層状に配列されており，厚さは約0.2 mmです（図2）．基底細胞から分裂した表皮角化細胞が，成熟するに従い上方の層に移行していき，表皮の表面で脱落していきます．約28日周期でターンオーバーを繰り返しています．
真皮の厚さは表皮の15〜40倍で，深部から順に網状層，乳頭下層，乳頭層からなっています．
それぞれ，膠原線維，弾性線維などの間質成分と，線維芽細胞，組織球，形質細胞，神経，脈管などの細胞成分で構成されています．

ERの創傷

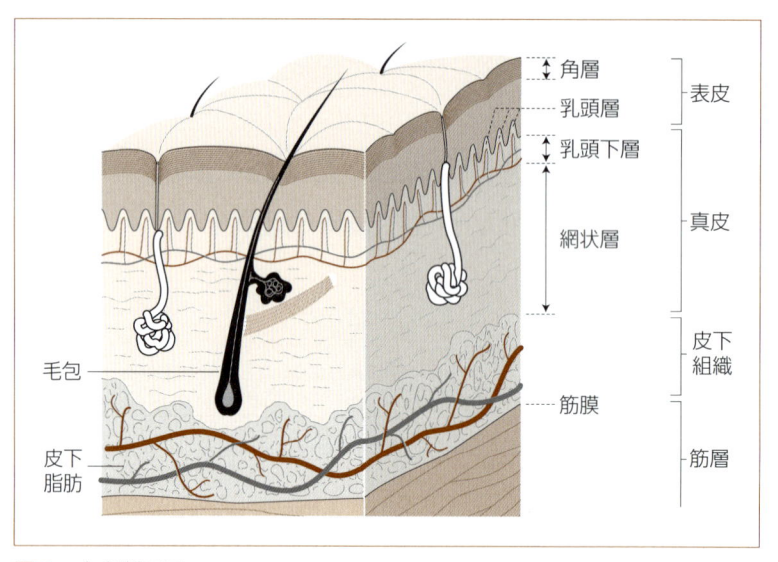

図1　皮膚断面図

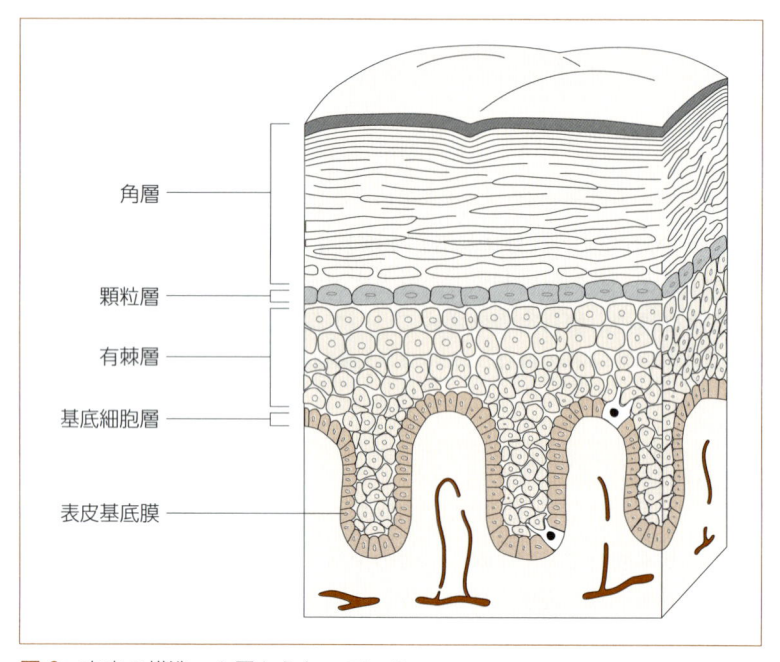

図2　表皮の構造：4層からなっている

　皮下組織は大部分が脂肪によって占められており，中性脂肪の貯蔵のほか，衝撃に対するクッション，保温の役割も果たしています．

　付属器の中で，創傷治癒に深くかかわっているものが毛器官です．毛器官は毛と毛包からなり，毛包は真皮を貫いており最深部は皮下組織に達します（図1）．毛包の表面は表皮細胞で覆われています．

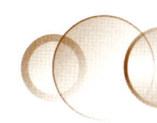

創傷治癒の様式

皮膚の創傷治癒は，創縁を密着させることができるかどうかで大きく様式が異なります．

1 一次治癒（図3）

鋭利な刃物などによってつくられた創縁を，縫合やテープなどの手段により緊張なく密着させることにより得られる治癒様式です．最短の期間で治癒し，瘢痕も最小限となります．創を縫合する目的の一つが一次治癒であり，創処置は可能であれば一次治癒を目指すことになります．

創縁が挫滅している場合には，メスなどを用いた鋭的なデブリードマンにより創縁を整えて，一次治癒に必要な環境をつくります．

2 二次治癒

なんらかの理由で一次治癒が不可能であった場合は，この様式をとることになります．なんらかの理由とは，皮膚欠損，創縁の挫滅，熱傷などによる壊死，感染などです．この場合には後述するように，肉芽の増生などの治癒過程を経て上皮化していきます．

3 三次治癒（図4）

遷延一次治癒ともいわれているものです．壊死組織がある場合や感染のリスクが高い場合など，一期的な縫合やデブリードマンができない場合に用います．まずは保存的治療によって壊死組織の融解，感染の軽快を待ちます．その後，縫合やテーピング処理を行って閉創します．

創傷治癒の過程

挫滅創や汚染創，擦過傷や皮膚欠損創など，ERでみられる創のなかには，一次治癒を目指すことができない創も少なくありません．これらの創の治癒過程を解説します．

1 真皮が保たれる場合

擦過傷や浅い熱傷などがこれにあたります．これらの創では，真皮のなかに毛包が残っており，前述のように，表皮細胞が毛包の内部に残っています（図5）．

毛包，および辺縁から表皮細胞が遊走して創が閉鎖されます．

2 真皮以深の損傷

真皮以深まで及ぶ創では，肉芽の増生という過程を経て，その上を表皮細胞が覆う

ERの創傷

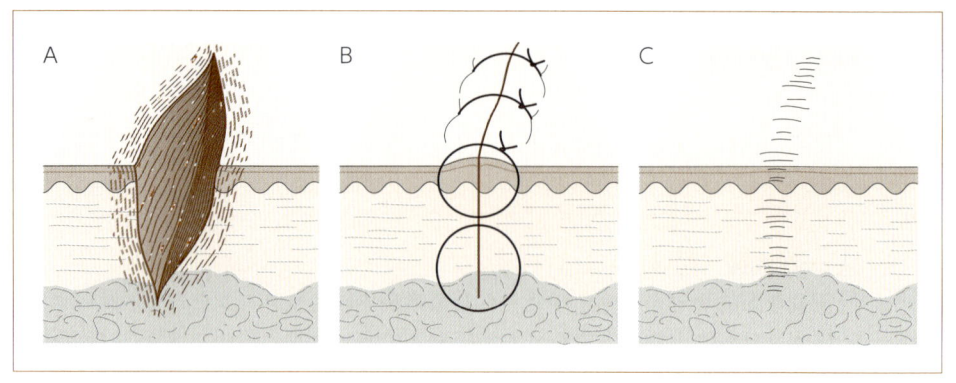

図3　一次治癒の様式
A：創面に感染や高度の挫滅がない場合は，一次縫合が可能．挫滅がある場合には適切なデブリードマンをして創面を整える．
B：縫合する．
C：一次治癒の場合，他の様式と比し瘢痕が残りにくく，機能障害はほとんど残さない．

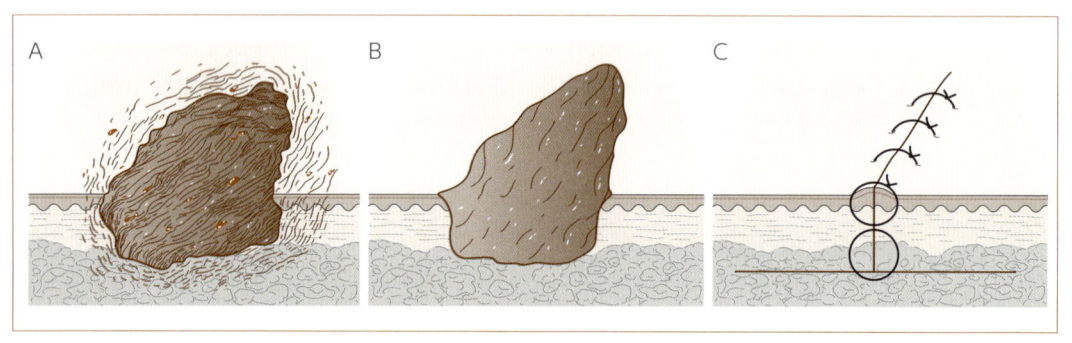

図4　三次治癒の様式
A：感染や高度の挫滅がある創の場合に適応となる．
B：保存治療により壊死組織の融解除去，感染の軽快を待つ．
C：創面が整ったら，一次治癒と同様に創を閉鎖する．

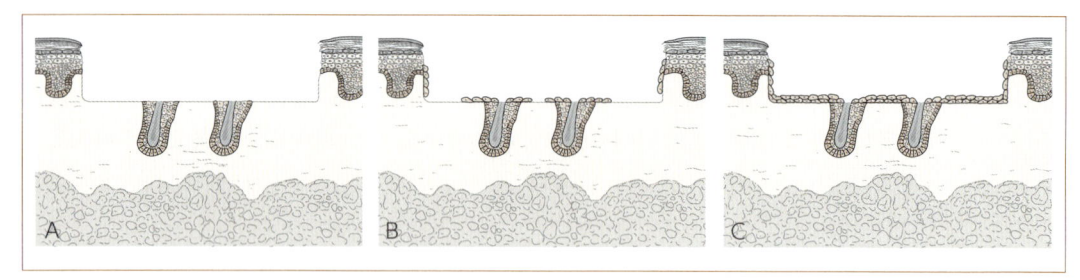

図5　真皮が保たれる創の治癒過程
A：真皮内に毛包が残っており，毛包表面に表皮細胞が残っている．
B：毛包や辺縁から表皮細胞が遊走する．
C：表皮細胞により創が閉鎖される．

ことになります．肉芽の形成は，1．止血期，2．炎症期，3．増殖期，4．リモデリング期の段階を経て行われます．これらの段階は，互いにオーバーラップしながら進行していきます（図6）．

1．止血期（受傷直後〜数時間）

　外傷により，血管が損傷し出血します．血液は血小板の働きにより凝固し，止血が完成します．また血小板からさまざまなサイトカイン，増殖因子が放出され，マクロファージ，好中球などが，滲出液とともに創内に集まり，次の段階へ移ります．

2．炎症期（受傷数時間〜数日）

　創の修復を開始する前に，治癒を阻む敵（異物や細菌など）を退治しようとする反応が生じる時期になります．血管透過性の亢進により，創内に好中球，リンパ球，単球などが遊走し集まります．これらの細胞による貪食や，分泌された蛋白分解酵素などによって，細菌や壊死組織などの異物が除去されます．

3．増殖期（受傷数日〜数週間）

　炎症期で出現した好中球やマクロファージなどから細胞増殖因子が分泌され，線維芽細胞，細胞外マトリックスの増殖がみられ，新生血管の増生がみられます．これが肉芽といわれるものです．

　肉芽が形成されると，線維芽細胞から分化した筋線維芽細胞の働きによって創収縮が引き起こされ，欠損部の面積が縮小します．また肉芽上に表皮が遊走し創が閉鎖されます．

　縫合創では肉芽形成は少なく，創縁での表皮細胞増殖，遊走により閉鎖されます．

4．リモデリング期（受傷数週間〜数年）

　増殖期で形成された肉芽組織のなかで，細胞成分の減少，コラーゲン繊維の変化などによって，組織が強化されていきます．

湿潤治療が有用なワケ

　読者の皆さんにとって，湿潤療法はもはや常識となりつつあるかもしれませんが，なぜそれが良いのか，改めて復習していきます．

　湿潤療法は，自然治癒を妨げないことを一番の目的とした治療といえます．これには下記のような目的と利点があります．

1．痂皮形成の抑制

　創が乾燥すると痂皮が形成されますが，痂皮の存在によって表皮細胞の遊走が妨げられます．湿潤にすることにより痂皮形成が抑制され，表皮細胞の遊走がしやすくなります．

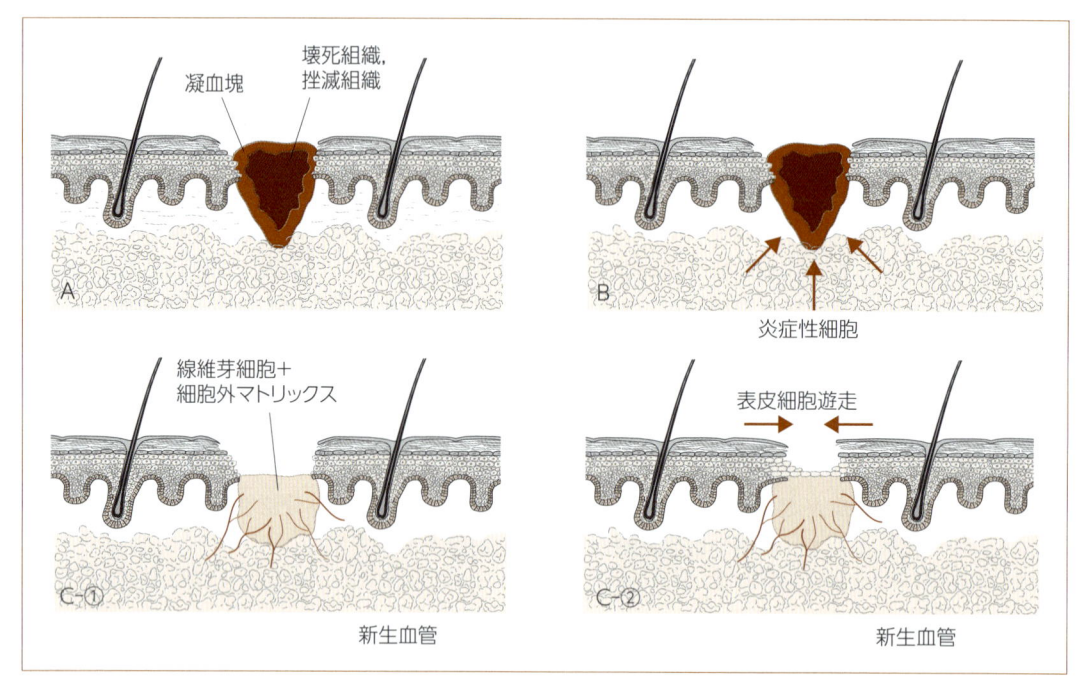

図6　深い創の治癒過程
A：止血期.
B：炎症期. 創内にさまざまな細胞の遊走やサイトカイン分泌がなされ, 壊死組織, 異物の除去が行われる.
C：増殖期.
　①肉芽の増生がみられる.
　②肉芽上の表皮細胞の遊走, および創収縮により創が閉鎖される.

2．壊死組織融解の促進

　創傷治癒過程の初期に起こる壊死組織の自己融解デブリードマンは, 壊死組織が乾燥し固い状態よりも, 湿潤し柔らかい状態のほうが有利です.

3．創内での細胞活動

　創傷治癒過程で働くさまざまな細胞の遊走や活動は, 創面が乾燥した状態では困難になります. 湿潤環境にすることでこれらが容易になります.

4．滲出液内の物質の保持

　滲出液の中には, 細胞増殖因子やその他のサイトカインなど, 創傷治癒に有益な物質が含まれています. 滲出液を保持することによりこれらの物質を創内に留め, 治癒の促進につなげられます.

5．物理的刺激からの保護

　ガーゼの貼付など, 創面を乾燥させるドレッシングを使用すると, ドレッシングの交換の際に創面とドレッシングとが固着してしまい, 組織を剥がしてしまいます. ま

たその際，患者は強い痛みを感じます．湿潤環境ではドレッシングと創面の固着が起きにくいため，ドレッシング交換時の創面の損傷を避けることができます．

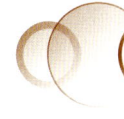

湿潤療法を実施する際に注意すべきこと

　湿潤療法は今や広く知られ，テレビなどでも最新の治療として取り上げられるようになっています．時には万能の治療であるかのように紹介されることもありますが，その欠点とは何でしょうか．また使用すべきではない状況，使用にあたって注意すべきことはあるのでしょうか．

1．滲出液対策が必要

　擦過創や皮膚欠損創に対して行う際に気をつけなければいけないことは，滲出液が出てくることです．もちろんこれは創傷治癒の正常な過程であり，正常な滲出液こそが創傷治癒の土台になるのですが，この滲出液が問題になることがあります．

　①滲出液には特有の臭気があります．また滲出液のため，周囲の健常な皮膚が浸軟しすぎてしまうことがあります．これに対しては，過剰な滲出液をうまく吸収させる仕組みを作っておくことが重要です．筆者の勤務するERでは，十分な洗浄の後にフィルムを貼付し，滲出液を吸収させる目的でガーゼ（未滅菌で十分）を上から当てて，滲出液を吸収させるようにすることがあります．もちろんガーゼである必要はありません．

　②滲出液はときに白色となることがあり，感染による膿性滲出液と間違われることがあります．患者さんが勘違いしてトラブルになることもありうるため，よく説明しておくことが重要です．また本当に創感染であることもあるので，創の発赤，疼痛の悪化，熱感など，感染徴候があるときには早期に受診するように指示しておきます．

2．周囲の理解

　湿潤療法を初めて受ける患者やその家族は，馴染みのない治療法に戸惑うと思われますので，簡単な原理や，上記のような注意点を十分に説明しておくとよいでしょう．

　またERでは，初期治療を行った後，翌日以降に創の経過観察を行うことが難しい場合も少なくなく，その場合は近医や院内の各診療科に紹介することになります．紹介先の医師の理解がないと，一貫した治療が難しくなります．

　当院ERでは，複雑な創や感染のリスクが高い創などでは，整形外科や外科の外来処置室を借りて，自分たちで創の経過観察と処置を行うようにしています．

3．感染のリスクがある創に対する処置を行うとき

　ERでは，挫滅創や汚染創など，感染のリスクが高い創の処置を行うことが少なくありません．こういった場合にも湿潤療法の適用は可能でしょうか．

　日本皮膚科学会では，湿潤療法を不適切な症例に行うことにより重篤な転帰をとる

症例があることを示し，安易な湿潤療法の実施に警鐘を鳴らしています[4]．文献では閉塞性動脈硬化症による四肢壊疽に対してラップ療法を行い，状態が悪化した症例が紹介されています．これらの症例では確実な外科的デブリードマンや場合によっては切断が選択されるべきですので，ラップ療法の実施は不適切といえるでしょう．

また文献では，感染創や壊死組織が多い創に対しても湿潤療法は適さないとしています．しかし実際は，滲出液を適切にドレナージすることができていればこれらの創にも安全に実施することが可能です．Wet-dressing ではなく，Open-wet-dressing を行い，滲出液や融解した壊死組織の出口を確保しておきます．

他のどの治療にも共通して言えることですが，原理を理解し，適切な症例を選んで処置を行うことが重要です．

そして，処置後には定期的な経過観察を行うことを忘らないことが，後のトラブルを避けるために重要といえるでしょう．

最後に

創傷治癒の基本的な理論と，ER でよくみられる創の治癒過程について概説しました．

湿潤療法は，適切に行えば非常に有用な方法です．創傷治癒の基本理論を理解し，適切な治療法を選択するために，本稿がお役に立てば幸いです．

<参考文献>
1) 清水　宏：あたらしい皮膚科学．中山書店，東京，2005
2) 市岡　滋：創傷治癒の臨床．金芳堂，京都，2009
3) 清水　宏：新しい創傷治癒 HP．北海道大学，2011
4) 盛山吉弘：不適切な湿潤療法による被害．日皮会誌 2010；**120**：2187-2194

ER の創傷
エビデンスと経験に基づくプラクティス

2012 年 8 月 31 日　第 1 版第 1 刷
2016 年 12 月 20 日　第 1 版第 3 刷©

編　　者　北原　浩
発 行 人　三輪　敏
発 行 所　株式会社シービーアール
　　　　　東京都文京区本郷 3-32-6　〒113-0033
　　　　　☎(03)5840-7561（代）Fax(03)3816-5630
　　　　　E-mail　sales-info@cbr-pub.com
　　　　　URL　http://www.cbr-pub.com
　　　　　ISBN 978-4-902470-86-4　C3047
　　　　　定価は裏表紙に表示
装　　幀　中野朋彦
印 刷 製 本　三報社印刷株式会社
　　　　　©Hiroshi Kitahara 2012

本書の内容の無断複写・複製・転載は，著作権・出版権の侵害となることがありますのでご注意ください．

JCOPY ＜(社)出版者著作権管理機構 委託出版物＞
本書の無断複製は著作権法上での例外を除き禁じられています．複製される場合は，そのつど事前に，(社)出版者著作権管理機構（電話 03-3513-6969，FAX 03-3513-6979，e-mail: info@jcopy.or.jp）の許諾を得てください．

ERシリーズ好評発売中！

定価 各3,150円（税込）

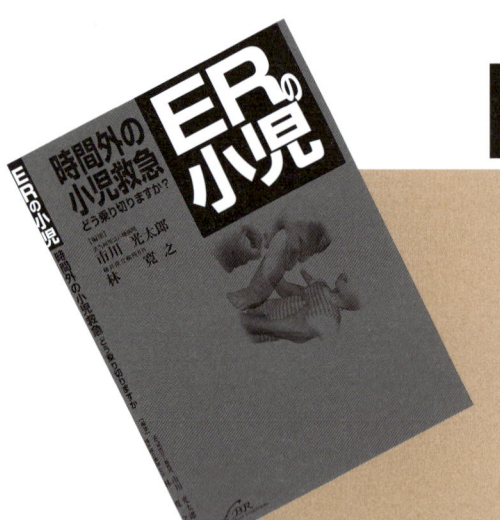

ERの小児

時間外の小児救急
どう乗り切りますか？

［編集］
北九州市立八幡病院　**市川光太郎**
福井県立病院ER　**林 寛之**

慣れない救急で疲労困憊しないための
小児診療のKnackとPitfall
ベテラン救急医が答える「小児と大人はここが違う」

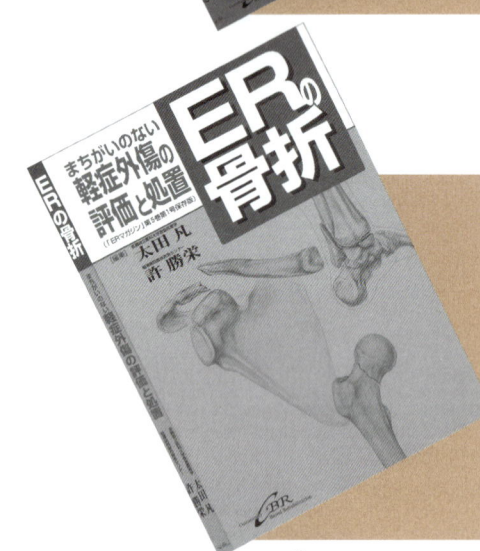

ERの骨折

（「ERマガジン」第5巻第1号保存版）

まちがいのない
軽症外傷の評価と処置

［編集］
京都府立医科大学救急医療学　**太田 凡**
相澤病院救命救急センター　**許 勝栄**

整形外科とのコラボレーションによる
ERフィジッシャンのための
救急初期診療標準テキスト
現場で苦労するポイントを網羅して解説

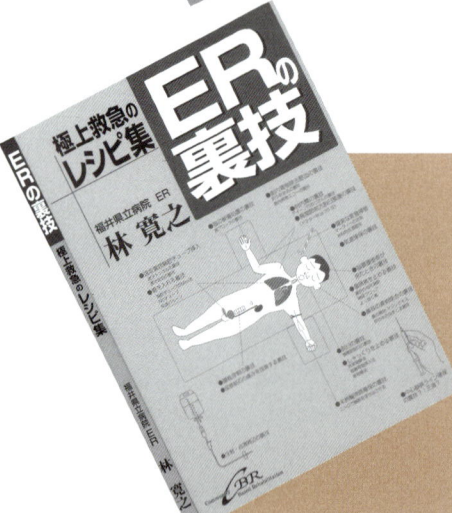

ERの裏技

極上救急のレシピ集

福井県立病院　ER
林 寛之

ミシュランもびっくり!?
お客（患者さん）も大感激!?
極上救急を実現するためのレシピ集
サルにもできるちょっとしたコツ